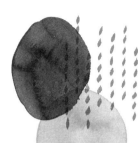

# 子どもたちのビミョーな本音

武井 明 Akira TAKEI

日本評論社

# はじめに

精神科医になりたてのころ、先輩からまず教わったのは「患者さんの言葉に謙虚に耳を傾け、常に患者さんから学びなさい」ということでした。

しかし、毎日の診療に追われていると、いつしかこの言葉を忘れ、ついつい精神医学の教科書や専門誌に書かれている症状や検査所見ばかりを求めるようになってしまいがちです。診察に訪れた患者さんの話を聞くのもそこそこに、時間に追われた診察のなかで素早く症状をとらえて病気の診断名をつけ、治療法を考えるというルーチンから抜け出せなくなってしまいます。

精神科医になって三十数年、その大半を思春期外来で子どもたちとともに過ごしてきましたが、あるときそんな自分に気づき、「患者さんから学ぶ」という言葉をあらためて考えるようになりました。

診断するためと言いながら本に書かれているとおりの精神症状を探すことに血眼になりすぎていたのではないか。子どもたちが生身の存在で毎日懸命に生きているということをすっかり忘れていたのではないか。振り返って反省するばかり。

子どもたちは精神症状があるから精神科を受診するのではありません。家庭や学校での暮らしのなかで生きづらく感じるから受診するのです。教科書に載っているような、とおり一遍の対応を求めて医者を訪ねているわけではありません。親御さんにしたって同じでしょう。

そもそも、子どもたちは困難を覚えたとき、ただ手をこまねいているだけではありません。自分なりに考え、苦しさを乗り越えようとさまざまな工夫を重ねているのです。

そこに気づいたとき、目の前にいる子どもたちが実際に何を苦しんでいるのかにしっかり関心を向けなければならないとあらためて強く思うようになりました。

診断名というラベルを貼る前に、まずは子どもたちのありのままの言葉に謙虚に耳を傾ける。彼らが自分なりに考えた対処方法があるなら、それを尊重して上手に活かす。いまではそう考えるようになっています。

外来でみせる子どもたちの生き生きとした言葉を多くの人にもぜひ知ってもらいたい。そんな動機から、外来で発せられた言葉のうち特に印象に残ったものを集めてみました。

彼らの悩みや解決策が、似たような問題を抱えた子どもたち、親御さん、関係者にとって、解決の糸口になれば幸いです。

お断りしておきますが、ご紹介するのはいずれもこれまで出会った子どもたちから似たようなケースを組み合わせて再構成し、脚色を施したものです。実際とは異なる架空の事例とお考えください。

# 子どもたちのビミョーな本音◉目次

はじめに

# 1　つらさを抱えていても成長できる

思春期外来で子どもたちを診ていると、彼らの心の成長する力にいつも驚かされます。たしかに大人も成長はするのですが、その程度は子どもたちにはるかにおよびません。子どもたちは成長にともなって、自分が抱えている心の問題を自らの力で乗り越えていくことができるのです。

なんらかの精神症状や問題行動が認められるとき、子どもたちの心の成長が停滞しているのだと考えることもできるでしょう。ですから、精神科において大切にすべきは、子どもたちの本来持っている成長する力が十分に発揮されるよう、環境を整えてあげることです。裏返すと、精神科医が治療手段を用いて子どもたちの症状を取り除けば万事解決、というわけにはいきません。

支えたり、慰めたり、励ましたりしながら子どもたちの成長を見守ることが思春期外来の果たすべき役割です。多くの場合、右肩上がりに一直線で回復するというわけにはいきません。山あり谷あり、行きつ戻りつという経過をたどって、数ヵ月から年単位という長い期間が必要になることもしばしばです。成人後も思春期外来にそのまま通院している子どもたちも決して少なくありません。子どもたちによっては、二〇歳を超えてなお精神症状に苦しめられ、悩んでいる者もいます。

そうであっても、思春期のまっただなかにいたころに比べれば、症状や悩みから距離をとり、自分を客観的にみることができるようになります。年齢を重ねるだけでも意味があるのです。何もせず時間ばかり過ぎてと不安になる親御さんも少なくありませんが、時間が過ぎていくというだけで、救われる面もあるということを忘れないでほしいと思います。

## 忘れられない病

美咲さんは女子高生。不登校ということで精神科にやってきました。

幼いころから自己主張がはっきりしていて、幼稚園でもまわりが折り紙をしている最中に一人だけ絵を描いているようなところがありました。小中学校時代は、部屋の片づけができない、服装が派手だ、勉強をしない、と母親から叱られてばかりいたそうです。成績は優秀で、教科書を一度読んだだけで、ほぼ暗記することができました。

高校に入っても、芸能や異性といった同級生がする話題に興味がもてず、図書室に行って一人で歴史の本を読んでいたそうです。

ところが、高校二年になって、自分がみんなと違うのではないかと感じるようになりました。そのため急に孤独感や疎外感が強まって学校を休むようになったのです。周囲から心配されて精神科を紹介されました。

自分の考えを決して曲げず妥協しないところや同級生と親密な関係が築けないところ、場の空気が読めないところ、狭い範囲のことがらに強い興味を持っているところ、音に過敏であるところなどから自閉スペクトラム症であるとの診断がくだり、本人にも告知されました。

不登校はその後も続き、通信制高校に転学。卒業はしたものの、そのまま家にひきこもってゲームや音楽に没頭する毎日を送っています。

「私はひきこもっていて、まわりの人からしたら好きなことをしているように見えると思うけど、心の中は少しも平和ではないんです。高校時代は同級生の女子から『まわりの空気が読めない子』『自分勝手な子』と陰で言われて、教室の中にいるのがつらくてしかたありませんでした。学校を休んで家にいると、お母さんから『どうして学校に行けないの』『努力が足りない』『怠けている』などと繰り返し叱られます。二〇歳を過ぎているのにいまだに高校時代の嫌な思いをした場面やそのときに言われた言葉が思い出されて苦しくてしかたありません」

診察室でそんなふうに訴えます。

「自分の病気は自閉スペクトラム症というよりも昔の嫌なことが忘れられない『忘れられない病』だと思います。過去の記憶も時間が経つと薄らいでいくものなのに、私の場合はいつまでも生々しく覚えています。過去を忘れられたらどんなに楽でしょう」

二五歳になってから、過去の嫌な記憶が若干薄らいだ美咲さんは、近所の女性が主催しているパッチワーク教室にときどき通うようになり、展示会に自分の作品を出展するまでに回復しました。美咲さんはそういう生活が多少物足りないそうですが、診察室では展示会の様子を楽しそうに話してくれます。

**自閉スペクトラム症の人たちは機械的な記憶に優れていて、学校で優秀な成績をあげることがありますが、いいことばかりとは限りません。過去の不快な体験もいつまでも覚えているからです。ときおり、フラッシュバックと言って、過去の嫌な記憶が生々しくよみがえり、苦しめられることになります。美咲さんも自閉スペクトラム症そのものに悩んでいるわけではありません。フラッシュバックがもたらす、つらい体験に苦しめられているのです。**

**不快な体験をなぜいつまでも覚えているのでしょうか。ヒトは誕生以来、危険にさらされ**

た経験を記憶し、同じような危険に遭遇すれば今度はこれを回避する、という行動をとることで生きのびてきました。平和な現代では、生命の危機にさらされるような事態は相対的に少なくなり、こうした記憶のメカニズムがちょっとしたできごとにも敏感に反応してしまっているのかもしれません。

発達障害の当事者として発信を続けているニキ・リンコさんも、自身のこの記憶力の高さについて、「解像度が高すぎ、消去ボタンの反応がトロイ脳」と表現しています。物事を細部まで記憶するので忘れることが難しく、気持ちの切り替えに手間がかかるということです。大量の情報が脳内にあふれてしまい、疲弊しがちであるとも述べています。

記憶力の高さは、当事者にとって才能であると同時に自分を苦しめる元凶でもある諸刃の剣だと言えるでしょう。そうではあっても、美咲さんが見せてくれたように、時間が経過し、年をとることで、この不快な記憶は少しだけ薄らいでいくようです。

## ひきこもりが壊れることが不安

萌さんが精神科にやってきたのは中学生のとき。不登校ということでした。

幼いころから両親が不仲で、夫婦喧嘩が絶えません。彼女はそのことがずっと嫌でしかたありませんでした。おとなしい子で、自分から何かを要求するということがなく、幼稚園の先生も「いるのかいないのか、わからない子」と評したほどです。

小学校入学後、朝になると腹痛や頭痛を訴えて学校をときどき休むようになりました。一方で土曜日や日曜日は家の中で元気に過ごせます。父親からは「怠けてないで学校に行け」「根性が足りない」「社会に出たらもっと大変なことがある」と毎朝大声できつく叱られました。

中学校に上がっても休みがちな生活は変わりません。怒られるのを恐れて自室にこもり、父親を極端に避けるようになりました。

精神科にやってきたときは中学三年になっていました。他人の声や物音にとても過敏になっていて、外出もままなりません。それでも精神安定剤でどうにか落ち着き、ときどきは登校できるようになって中学を卒業しました。

通信制高校に入学しましたが、週三回の登校日にバスに乗ろうとすると乗客が自分を見てバカにするという感覚に襲われます（注察妄想、被害妄想と呼びます）。そのため登校することが難しくなって夏休みを待たずに中退してしまいました。この時期に病院で統合失調症と診断されました。

その後、両親が離婚し、母親と二人暮らしを始めました。現在二五歳になりますが、通院日以外に外出することがほとんどなく、ひきこもり生活を送っています。

普段の生活で困ることを尋ねると、こんな答えが返ってきました。

「一人で留守番しているとき、電話がかかってきたり、来客があったりしたら対応できません。そのことが不安で一人で留守番できないんです。母が買い物に出かけて家にいないと不安でしかたありません。早く帰ってきてほしいといつも祈っています」

一方で、こんなふうにも言うのです。

「でも、一人での留守番以外は平気です。母が食事を作ってくれるし、掃除や洗濯もしてくれます。好きなときにテレビを観て、大好きな漫画を読んで過ごせます。そんな自分に文句を言う家族もいません。怖くて外出はできませんが、今の生活に不満を感じることはありません。今のひきこもりの生活が壊れることのほうがもっと不安です。今の私に必要なのは現状維持ですね」

萌さんは、たしかにひきこもってはいますが、今の生活にほぼ満足し、妄想が悪化するようなことはなく生活を送ることができています。主治医としては、「この調子で大丈夫。今よりも悪くならないようにしましょう」と毎回伝えています。


**精神科医というのは、アドバイスをあれやこれやと繰り出し、精神安定剤をとっかえひっかえして、なんとか患者さんの症状や行動を変えようとしがちです。しかし、そんなふうに**

肩に力の入りすぎた治療は、おうおうにして独り相撲になりがちです。

萌さんが教えてくれるように、多少不便なところがあったとしても、患者さんにとっては現状維持で満足ということがありえるわけです。

だからこそ、とりあえず、現状よりも悪くならないようにかかわることが大切だと言えるでしょう。患者さんが自ら動き出すのを待ちながら、生活に必要な情報を伝えていくこと。精神科医にできるのは、せいぜいそのくらいかもしれません。

ある高名なカウンセラーはこんなふうに言っているそうです。

「治そうとするな、わかろうとせよ」

## マグロのように生きている

彩乃さんが精神科を初めて訪れたのは高校生のとき。いろいろなことに現実味が感じられなくて、つらいと訴えます。

子どものころからとてもおとなしい子で、中学に入っても運動が苦手でした。チーム競技で彼女が入った側が負けると、「彼女がいたので負けた」「同じチームになりたくない」と責められるようなこともよくありました。

母親に訴えると「あんたが悪い。もっと運動ができるようになるまで練習しなさい」と一喝されてしまい、それ以上何も言えません。

中学二年のときに周囲や自分のすることに現実感が乏しくなって、感情も湧かなくなってしまいました。放置していたのですが、高校に入るとますますひどくなってきて、とうとう勇気を出して病院にやってきたそうです。

「日常生活で体験することすべてに感情が伴わないので、そのできごとが自分にとって大切なのか、そうではないのかがわからなくなりました。そのためいつも気を抜くことができず、一生懸命に生きています」

そんなふうに自分の状態を語ります。

「毎日張り詰めていて気を抜くことができません。気を抜いたら死んじゃいます。テレビで観た回遊するマグロのようです。マグロは泳ぐことを止めたらエラから酸素を取ることができなくなり死んでしまいます。そんな生活にもう疲れました」

高校を卒業しても苦しいままで、ほとんど外出もできない状態が続きました。

二四歳を過ぎたころ、病院の待合室に掲示してあったデイケア紹介のポスターを偶然みつけ、週一回だけデイケアに通うようになりました。運動や調理実習、ビデオ鑑賞などのプログラムに参加しています。

「デイケアは少人数のプログラムを選びました。いつも参加者が同じなので安心して参加できます。スタッフもやさしく、疲れたらいつでも休ませてくれます。休憩時間にはお茶やコーヒーを飲みながらおしゃべりします。私が好きなのは、この休憩時間かもしれません。そのときだけ現実感がちょっと戻るような気がします。今の私の大事な居場所になっています。一〇代のころは、立ち止まって気持ちを休めるという余裕が本当になかったような気がします」

何をしても感情が湧かないといっても、頭が停止してしまっているわけではありません。むしろ、失敗しないよう、何か起きたらすぐに対処できるよう、フル稼働していると言っていいでしょう。いつも身構え、敵襲に備えた臨戦態勢を維持している状態です。

　こうした症状を離人症と言います。彼女の話でもわかるように、自分がしていることに現実感がなくなり、うまく感情が湧かず、そのことに苦痛を覚えるというものです。たとえば、美しい風景を見ても美しいという感じがせず、お笑い番組を観てもおかしいと思えず、親しい人が亡くなっても悲しさがこみ上げてきません。健康な人でもとても疲れているとこうした感じに襲われることがありますが、長くは続きません。

　これは、外界でどんなことが起きようとも何も感じないようにして、自分の心が壊れないように懸命に守っている状態と言えます。守りに徹することで、現在の危機的な状況を乗り切ろうとしているのです。ですから、まわりの大人はその苦しい状況を理解し、苦しい時期を抜けるまで一緒に寄り添う必要があるでしょう。

長期間通院した後に、彩乃さんは偶然ポスターをみつけて、デイケアに参加するようになりました。安心できる居場所がみつかり、そこでは離人症が一瞬ですが薄らぐようでした。必死になって自分を守る必要がなくなったわけです。

時間が経過するということは、偶然の出会いという機会に恵まれることであり、それを活かすことでわずかなりとも前進できるようになるのです。

## 病気から回復するのが怖い

七海さんが精神科に現れたのは高校生のとき。過量服薬（一度にたくさんの薬を飲んでしまうこと）で入院することになったのです。

小さいころからおとなしく、集団になかなかなじめませんでした。小学校でも特定の同級生とだけ遊んでいたそうです。

両親とも教育熱心な家庭に育ったこともあって、成績はよく、中学では常にトップクラスでした。

ところが、高校に入ると、進学校では誰もが勉強ができるという状況で、それまでとの違いに戸惑ったようです。高校二年生のときに市販の睡眠薬をまとめて飲んで救急搬送され、入院することになりました。

ベッドで目覚めると、こんなふうに言って泣き出します。

「高校の同級生は運動ができるなど、勉強以外にいろんな特技をもっている人たちばかり。でも私はこれまで勉強だけに打ち込んできて、勉強以外に何の取り柄もありません。中学校までは勉強できることが自慢でしたが、今ではその自信もなくなってしまいました。私は価値のない人間です。生きていてもしょうがない。こんな自分なんていつ死んでもいいんだと思っています」

退院してからも学校の雰囲気に馴染めず、登校できない日が続いて中退。高卒認定試験に合格したものの、自分に自信がもてないままです。抑うつ状態が続き、「死にたい」という考えが頭からはなれません。すっかりひきこもって、スマホで動画をみたり、ゲームをしたりという生活を送るようになりました。

「このままではいけないといつも思うんです。同級生たちはすでに大学に進学したり、就職したりしています。何もできない自分だけが取り残されてしまいました。早くなんとかしなくてはと思うんですが、踏み出すことができません」

二〇歳を過ぎたころ、こんなふうに漏らします。

「本当は、うつやひきこもりから回復することが怖いんです。今までは仕事に就かないこと、家事を手伝わないこと、一日中スマホだけを見ていることで、家族の誰からも非難されることがなく、許されていました。自分が病気なのでお母さんに本音を遠慮なくぶつけることもできました。でも、病気がよくなると、こんな生活も許されなくなると思います。仕事に就きたくないと思っていても、『健康なら働け』とまわりの大人から言われるに決まっています。病気がよくなると、言い訳ができなくなるのがつらい」

☞七海さんは成績優秀で高校に入りましたが、他の同級生も同じように優秀だったため、他に取り柄がないという劣等感に悩まされ、高校生活を続けることができなくなりました。いまだに自分のやりたいことがみつからない状態が続いています。

この状態から抜け出すには、まず「ありのままの自分でいいんだ」と思えることでしょう。自分の弱いところ、ダメなところ、悪いところを全部含めてしっかりとまわりの大人に受け入れられ認められることができて、初めて自分のやりたいこともみつかるのではないでしょうか。そうするには、いまはまだもう少し時間が必要なのかもしれません。

子どもたちの抱えている症状は、苦しいものである一方で、往々にして自分自身を守ってくれるという側面もあるのです。そうした役割が大きければ大きいほど、症状を手放すことができなくなって、回復できない状態が続いてしまいます。

症状を何が何でも取り除こうとするのではなく、こうした利点があることにも目を向けて、その意味を一緒になって考えながら立ち直る手立てを探る必要があるのです。

## 苦しいけど部長を辞められない

彩夏さんは高校生のとき過呼吸を訴えて精神科にやってきました。

お遊戯会で主役を演じ、運動会でも選手宣誓をこなすなど、幼稚園のころから活発。小学四年のころからバスケットボールを始め、中学でも部活の中心選手として活躍していました。学業成績も優秀で、教室ではリーダー的な存在。推薦枠でバスケットボールの強豪高校に入ります。

高校二年の後半に部長になったのですが、そのころから教室で過呼吸を起こして倒れるようになりました。しだいに学校も休みがちになったのです。

「高校入学後の部活は中学校とは比べものにならないくらい厳しくて、練習後はヘトヘトでした。部長になったら部員をまとめるための苦労が多くて毎日大変。前回の大会で負けたので顧問の先生の指導も厳しくなりました。部員たちが練習についていけない原因は部長の私にあると責められます」

診察のたびに、部長であることがつらいと話すのです。部長を続けるのをあきらめたらどうか、と提案してみると……。

「それはできません。高校入学後の二年間、厳しい練習に耐えて、ようやく部長になったんです。部長を手放すことは絶対にできません」

そんな頑なな返事です。

登校は果たせず、結局、通信制高校へ移ることになってしまいました。もちろん部長も辞めざるをえません。

通信制ではうまくやれたようで、今度は無事卒業することができ、今では食品会社に就職しています。

「私は親にほめてもらったことがありませんでした。兄が二人とも優秀で、医学部と薬学部の大学生です。親は兄たちばかりほめていました。高校時代までは親は能力のない自分のことなんかどうでもよいと考えていると思っていました。不登校になって親からがんばらなくてもいいよ、彩夏は彩夏のままでいいんだよと言われてから、部長にこだわらなくてもいいのかと思えるようになり、部長を辞めることができました。でも自分の中ではモヤモヤしたままでした」

当時を振り返ってこんなふうに語ります。

「高校時代の私は、兄たちと同じようにほめられたいという気持ちが強すぎたのかもしれません。兄たちとは違うところを親が認めてくれていたことに、当時は気づきませんでした。親に感謝したいと思います。こんなことを言えるのも、年をとったからでしょうね」

「あきらめる」という言葉は、やりかけたことを途中で投げ出すというような否定的なイメージでとらえられがちです。もともとは「明らめる」と書き、「物事の道理や真理を明らかにする」という意味のようですが、これが道理だとすっぱり割り切ることはなかなか難しいでしょう。

受診して間もないころは、彩夏さんも親との関係にわだかまりを抱えているとは意識していなかったようです。卒業したころに、兄たちへの劣等感や親に認められたかった気持ちに自ら気づくようになり、それを診察室で打ち明けてくれました。

悩みはあきらめきれない気持ちから生じると言ってもいいでしょう。がんばることをやめ、あきらめたときに、今まで気づかなかった自分の姿が見えてきたということではないでしょうか。これこそ「明らめる」ということなのかもしれません。

## 他の人も自分と同じように悩むんだ

健太君が精神科を訪れたのは高校生のときです。

小さいころは言葉に遅れがあって、三歳になってから初めて意味のある単語が言えるようになりました。幼稚園でも他の子と一緒に遊ぶことができず、一人で黙々と積み木遊びをしていたということです。地図を見るのが大好きで、国名、首都名、国旗などの暗記が得意。小中学校でも、休み時間に歴史や地理の本を読んでいて、同級生との会話はほとんどなかったとか。社会の成績だけがずば抜けて優秀でした。

ところが、高校に入ってから突然サッカー選手になりたいと言い出し、サッカー部に入りました。けれど柔軟体操やランニングもせず一人でシュートの練習ばかりして、後片づけにも参加しません。顧問の先生から注意を受けても、なぜ自分だけが注意されるのか理解できません。

「顧問の先生がシュートの練習をさせてくれない。自分がサッカー選手になりたいと思っているのに、どうして邪魔をするのだろうか。サッカーの練習ができないのであれば、高校に入学した意味がない」

そう両親に訴えたそうです。

その後、学校を休み出し、担任の先生の勧めで精神科を受診しました。

「サッカーの練習には順序とルールがあり、それにのっとって皆で一緒に練習しなければならない。きみだけを特別扱いできないんだよ」という忠告は飲み込めないままのようで、結局、顧問が折れ、他の部員の了解も得て、別枠としてシュート練習させることにしました。健太君もその提案を受け入れて登校を再開し、高校を無事に卒業しました。

大学入試は不合格で、就職しようとしましたが、どこにも採用されません。将来を案じた両親から就労支援事業所へ通わせたいという提案があり、健太君は主治医から自閉スペクトラム症という診断を告げられたのです。

就労支援事業所ではキーホルダーや写真立て作りに従事したものの不満があったようです。

「自分が一生懸命にやって怠けているわけではないのに、『仕事が遅い』『丁寧にしなさい』と何度も注意されました。手抜きをしているわけではないのに。どうしてわかってくれないのだろうか」

困ったことについてはいつも事業所の所長に相談するようにしていて、その都度、所長が丁寧に根気強く話を聞いてくれていたとのこと。

通所を始めて二年が経ったころのこと、改めて所長に作業が上手にできないことや他の利用者とうまく会話ができないことを相談したのだとか。すると、こんな答えが返ってきました。

「健太君のような悩みごとは、誰にでもあることなんだよ。他の人たちは普段は悩みごとを口にしないだけで、みんな同じように悩みながら仕事をしているんだよ」

そう聞いてひどく驚いた、と話してくれました。

「他の人も自分と同じように悩むんだということが、はじめてわかりました。これまでの自分は、自分以外の人に悩みごとがあるなんてことを想像できませんでした。同じ事業所に通う利用者さんや事業所で働く職員さんは、利用者や職員という仕事をこなしている人として見ていました。それ以外の部分を皆が持っているとは思いませんでした」


自閉スペクトラム症の人たちは周囲の人たちをどう見ているのでしょうか。定型発達の人たちとはかなり違っているようです。たとえば、当事者であるニキ・リンコさんは、学生のとき同級生は教室の備品だと思っていたと述べています。自分以外の人を「人間」ではなく「モノ」として見ていたようなのです。相手を自分と直接関係のある部分だけで判断してしまい、それ以外の部分を相手が持っているとは考えないのです。相手とさまざまなやりとりをし、相手も自分と同じように趣味嗜好を持った存在だと気づくことで、「人間」に見えてくる。そんなふうにニキさんは述べています。自閉スペクトラム症の人たちは想像力に弱点があり、それが関係しているのでしょう。

健太君は、普段から相談にのってもらっていた事業所の所長の言葉をきっかけに、まわりの人たちも自分と同じように悩みがある「人間」であると気づいたわけです。

これは年齢を重ねたこともあるのでしょうが、親身になって根気強く相手をしてくれた人物の存在も欠かせません。いきなり初対面の人から指摘されて気づく、というようなものではないでしょう。

障害のあるなしにかかわらず、辛抱強く見守ってくれる人の存在が子どもの成長には欠かせないということを改めて印象づけてくれるできごとでした。

## 私が年をとっておばさんになったせい?

美優さんは不登校ということで、精神科にやってきました。

生後一ヵ月のとき母親が腎不全で入院したため、半年間、母方の祖母にあずけられていました。保育園、小中学校とおとなしくまじめな子だったとのことで、親を心配させることもなかったとか。

高校に入った直後から、教室にいると悪口を言われバカにされていると感じるようになりました。自分の部屋にいるときも「キモイ」「ムカツク」「ダサイ」といった声が聞こえてきます。気のせいだと思うのですが、悪口を言われている感じはどんどん強くなる一方でした。登校しようとしても、高校生で混み合っているのでバスに乗れません。学校を休むようになったため、高校一年の秋に精神科を訪れました。

統合失調症と診断され、薬物療法が始まりました。薬のおかげで幻聴は消えましたが、被害妄想はそのままで、バスには相変わらず乗れません。結局、通信制高校に転学しました。そこであれば登校時刻が遅く乗客が少ないのでバス通学できたからです。

高卒後、花屋に就職し、薬を飲みながら仕事を続けています。薬はごく少量で症状も安定しています。

「一〇代のころはまわりの人にどう思われているかがとても気になり、狭い空間に大勢の高校生がいるバスには乗れませんでした。でも、今は高校生で混んでいるバスにも平気で乗れるようになりました。こんなにも変わって図々しくなったのは、私が年をとっておばさんになったせいでしょうか？」

三〇歳になった今、そう述べています。

**思春期は他人の目を今まで以上に気にして、そこに映る自分を強く意識する時期です。「他人によく思われたい、悪く思われたくないと常に考えて学校生活を送っているものです。「他人から見られている」「自分が悪く思われているのでは」と過剰に意識することもあるかもし**

れません。同級生の態度、表情、話し声を自分に関係づけて勘ぐるようになることもあるでしょう。そうなると学校でいつも緊張してしまい、疲れ果てて、最終的には学校を休むことになる子どもも現れます。

「晩期寛解」という言葉があります。統合失調症にかかって長期治療を受けた患者さんが、年を重ねると長年にわたって苦しめられていた妄想や幻聴といった精神症状が軽快し、燃え尽きるように消退するという考え方です。美優さんはまだ三〇歳なので晩期とは言えません。それでも一〇代や二〇代という苦しい時期を適切な治療を受けて乗り越えると精神症状がやや軽くなるということが、臨床場面ではしばしばみられます。

さまざまな困難な場面に出くわし、たくさんの場数を踏んで経験値が上がることで、一種の鈍感力のようなものが身につくようなのです。他人はこちらが思うほど自分に関心がないとわかるようになるのではないでしょうか。年をとるということは、そうした鈍感力を鍛え上げていくということなのかもしれません。

もっとも、それは大人にはない研ぎ澄まされた感覚や繊細さが失われていくというだけのことなのかもしれませんが……。

## 2　生きのびるための知恵

精神科思春期外来を受診する子どもたちは、さまざまな悩みや苦痛を抱えています。しかし、それに甘んじて、ただじっと耐えているわけではありません。さまざまな対処法や工夫を編み出し、自分なりの解決法を見つける人も多いのです。

彼らなりの解決法は、端からは奇妙に見えるものもあるでしょう。それでも、生きていくための彼らなりの知恵がいっぱい詰まっています。それは簡単に見出されるようなものではなく、さまざまな苦難を経て手に入れたものなのです。

### しがらみを作る

明日香さんは女子中学生のとき、自傷がひどいということで精神科にやってきました。

母親が夜間に飲食店で働いており、赤ん坊のころから保育園に預けられていたそうです。夜の仕事で疲れて日中は寝ているため、母親にはあまりかまってもらえなかったとか。

小学六年のとき、夜遅くの塾の帰り道で性的ないたずらに遭いました。また、同じころに両親が離婚しています。

そのころから学校を休みがちになり、さらに中学校に入学してからは繰り返し前腕をカッターで傷つけるようにもなりました。

そのため二年生になって精神科に紹介されてきたのです。

自傷するようになったきっかけは、宿泊研修の班分けで仲良くしていた女子二人が内緒で別の班に入ってしまい、自分だけが取り残されたことだったとか。

さらに、このつらいできごとを母親に相談したところ、「よくあることだから、そんなにクヨクヨ考えるんじゃないよ。あんたが悪いんじゃないの」と言われてしまったのだそうです。それ以上、何かを話す気になれず、自傷に走ったということです。

通院を始めて自傷する回数自体は減ったものの、高校に入ってからもなかなかやめられません。最初は普通高校に通っていましたが、勉強が好きではなく、同級生とも話が合わないとのことで、定時制高校に転学してしまいます。

卒業後は水商売に就きました。そうすると一転、このころには自傷はほとんどみられなくなっていました。

「先生からすると夜の仕事は楽にみえるでしょうね。でもね、やってみると本当は楽ではないんですよ。仕事している時間の他にも働かなくてはいけないの。仕事がオフの日は、お客さんに指名してもらうために、たくさんのメールをするのが大変なんだから」

自分の商売について、こんなふうに語ります。

ところで、自傷しなくなったのには理由があるのでしょうか。尋ねると、こんな答えが返ってきました。

「母親、姉妹、彼氏、女の友だち、職場の同僚などたくさんのしがらみを作ると自傷がなくなったの。私はこれまでのよい子をやめて、皆にグチることにしました。それなのに自傷したら皆に会わせる顔がないでしょう?」

☞リストカットなどの自傷は誰かの気を惹くために行われると思われるかもしれません。しかし、本当はそんなことはないのです。たいていは自分の部屋で一人きりのときに、誰にも気づかれないようにするものです。長袖を着るのも傷痕を隠すためです。なかには、気づかれにくいように手首でなく上腕や大腿を切る場合すらあります。

自傷というのは自分のうちに湧いてくる怒りや絶望感といったつらい気持ちを一時でもや

わらげるために行われるものです。体を痛めつけると、あくまで一時的ですが、心の痛みがやわらぐようなのです。怒りや絶望といった自分の激しい感情を他人に知られることには誰だって抵抗があるものです。リストカットをする子どもたちもそれは同じ。だからこっそりやるのです。

他の子たちとちょっと違うところがあるとすれば、彼らは誰かに助けを求めたり相談したりせずに自分一人だけで苦しい気持ちを解決しようとがんばってしまうところです。苦しいとき誰かに相談することができたら、自傷せずにすむかもしれません。そうやって誰かとつながることを明日香さんは「しがらみ」と表現しています。「しがらみ」があれば自傷しなくてすむことを経験から学んできたのでしょう。

「しがらみ」は漢字で「柵」と書きます。木や竹などで編んだ垣根のことで、引き留めてまとわりつくもの、邪魔をするものという意味があります。通常はどちらかといえば人を束縛する煩わしいものというニュアンスが強いでしょうか。

明日香さんが自傷するようになったのも、自分を苦しめる「しがらみ」を断ち切ろうとしてのことだったと思います。逆に自分を苦しめるはずの「しがらみ」を増やすことで自傷しなくともすむようになったというのが面白いところです。

彼女によると、治療を始めてから母親や姉妹がこれまでよりも気づかってくれるようになったとか。親身になって相談にのってくれる新たな友だちもできたそうです。それまでのよい子をやめ、まわりの人に迷惑をかけることを怖がらなくなりました。母親に思いっきりグチをこぼすようにもなっています。

「しがらみ」は人を縛るばかりでなく、まさに守ってくれる垣根の役割も果たすのでしょう。

## 見た目が大事と気づく

瑛太君が診察に現れたのは中学生のとき。不登校という訴えでした。真面目でちょっと冗談が通じないところがあります。

幼いころから集団遊びが苦手。ポケモン図鑑を読むことが大好きで、五歳のときには一〇〇種以上のポケモンのデータを暗記していました。小学校でも同級生から誘われたら遊ぶという感じで、一人でいることが多かったようです。

小学五年生のときにいじめに遭い、朝になると腹痛や頭痛を訴えて学校を休むようになりました。中学校に入学してからもほとんど登校できないため精神科を受診したところ、発達に偏りがあることが明らかになったのです。

「教室に入ると同級生にジロジロ見られている感じがしたり、陰口を言われていると感じたりします。それで教室に入ることができず、学校を休むようになりました」

こうした訴えから教室に入ると周囲に過敏になっている様子がうかがえました。一方、身なりには気をつかわないようで、診察にはいつも寝ぐせのついた髪で現れ、シャツがズボンからはみ出しています。

不登校の期間が長くなったため、中学二年から他の中学にある不登校学級に移ることになりました。そこには一年生から三年生まで八人が在籍し、三人の先生がついて個別に勉強を教えてくれます。教室に入ってもあまり緊張せずにすむということで、休むことなく登校できるようになりました。

「僕は学校に行きたくないわけじゃない。大勢の生徒がいることでまわりが気になり行けなかっただけなんです。不登校学級は生徒の数が少なく教室が静かで、先生がいつもそばにいてくれるので安心して登校することができます」

中学校卒業後、通信制高校に入学し、登校日にも休むことなく通えるようになりました。試験ではいつも上位と学業成績も優秀です。友だちや先生にも恵まれました。

高校三年になって就職面接を目前にした時期にこんな話をしてくれました。

「就職の面接では見た目が大事なんです。なので、目を大きく開けて明るい雰囲気で話すように心がけています」

寝ぐせはすっかりなくなり、清潔感のあるきちっとした身なりです。無事に家具工場に就職することができました。人と話すことはあまりないようですが、黙々と家具作りの仕事をこなしているということです。

☞発達障害と呼ばれる人たちは、幼いころはまわりのできごとにそれほど関心を示さず、集団の中で孤立することが多いようです。相手を喜ばせようとか相手に気に入られようとかいったことは考えません。

しかし、そのまま大人になるのかというと、そんなことはありません。思春期になるとまわりを気にするようになってきます。周囲と不和に陥ることも多いのですが、そうした経験と周囲への関心のはじまりが重なって、同級生からジロジロ見られているような気がする（被注察感と言います）、陰で悪口を言われている気がする（被害念慮と言います）、といった思いにとらわれがちです。不登校になってはじめて、そうした被害的な考えを抱えていることが語られるようになります。

そんなときにできる対処法のひとつが環境調整です。つまり、彼らの特性に適した環境に変えるというものです。瑛太君も、少人数の不登校学級に転校することで安心して登校できるようになり、高校に進学できました。

今では就職面接で自分が相手からどう見られるかを気にかけられるようになっています。かつては相手が自分のことを悪く思っていると一方的に決めつけていたのに対して、相手によい印象を与えるにはどうしたらよいのかと相手側に立った視点が持てるようになったのです。自分を攻撃する気持ちを相手の中に見出してしまうのではなく、自分から相手に近づこうとする姿勢が生まれたわけです。

このような変化が生じた背景には、不登校学級や高校で友だちや先生に恵まれ、安心して学校生活を送れたことがあるでしょう。適切な環境が整うだけで人は大きく変われるものなのです。

## パンク・ファッションが救い

玲奈さんは現在、女子高生。自傷と不登校ということで診察室を訪ねてきました。赤ん坊のころは人見知りが激しく、母親以外の人に抱かれることを嫌がって大泣きしていたとか。それでも三歳になったころには男の子と活発によく遊んでいたようです。しだいに両親の喧嘩が絶えなくなり、父親が母親に暴力を振るうため、母親とともに母方の実家で生活するようになりました。小学校六年生のときのことです。

中学校に入ると同級生から無視され、いじめられるように。そのため学校を休みがちになり、リストカットも始まりました。嫌な気持ちを誰にも打ち明けられず、押し殺していたようです。診察室に現れたのは中学三年のときでした。

登校できないまま中学を卒業し、通信制高校に入学。そのころからパンク・ファッションに身を包んで診察室に現れるようになったのです。髪を逆立て、ドクロのついたTシャツに革ジャンを羽織り、腰には銀色の鎖をぶら下げています。

ファッションについて尋ねるとこんなふうに言います。

「この格好をすると気持ちを強く持つことができるんです。外出も怖くなります。素の自分は弱いので何もできません。でも外側を強い自分にすることで怖さをはねのけることができるんです」

その後、髪を金髪に染め、耳や唇に複数のピアスをつけました。

「ピアスをすることでもっと自分が強くなれるんです。痛みに我慢できたことの証です」

パンク・ファッションに身を包んで以来、彼女は通信制高校に休まず通い続けています。

**パンク・ファッションというと、逆立てた髪の毛に、引き裂かれたシャツやジーンズ、チェーンやピアスを身につけ、アクセサリーはドクロのデザイン、反抗的で過激というイ**

メージがあります。髪色を派手に染めることもあれば、ベリーショートやスキンヘッドといった極端な髪型も少なくありません。鋲打ちの革のジャンパーや細いパンツ、リストバンドやシルバー・アクセサリーなども定番です。

思春期には子どものころと異なる新たな自分を作りあげるという課題が持ち上がります。これまで自分の感情を押し殺してきた玲奈さんはもろさや危うさを抱えて、まだまだ不安定。そうした課題に真正面から立ち向かっていくまでの力が十分に備わっているとはいえません。そんな「弱い」自分を守り支えてくれたのが、強面のファッションだったのでしょう。個性的な外見が彼女を鼓舞してくれるのです。

髪型、ファッション、化粧、アクセサリーは好みや流行に左右されます。過激な外見は大人からときに反抗の印とみなされることもあるでしょう。けれど、思春期の子どもたちにとっては、それにとどまらず、自身の内面のありようを支え、力づけてくれる「鎧」でもあるのです。

## 一人ではないと思えること

結衣さんは高校生のとき不登校を訴えて精神科を訪れました。

気管支喘息が持病で、幼いころはよく小児科にかかっていたそうです。小中は特に問題なく過ごしましたが、高校二年生のときのクラス替えをきっかけに頭痛や腹痛、吐き気が現れるようになりました。五月の連休明けからまったく登校できないということでした。

診察室に入っても自分の気持ちを語ることがほとんどありません。医者からの質問に対して「はい」や「いいえ」で答えるだけです。

言葉によるやりとりは難しいため、簡単な絵を描いてもらうことにしました。黄黒交互彩色法といって、医者と患者が黒と黄色のクレヨンを持ち、画用紙に交互に線を引いていって塗り分けるというものです。ただ線を引いて塗るだけですが、塗りおえると黄色の部分が際立って見えるので、受け身の強い人でも自分の主張が通ったような感じを味わえます。これを繰り返すことで自分が認められるような体験を積み重ねてもらおうというのがねらいです。

診察室に来ては互いに黙々と線をひく、そんなやりとりが一〇回近く続いたでしょうか。重かった彼女の口からこんな言葉を聞くことができました。

「私は誰とでも仲良くしようと思っていただけなのに、クラス替えがあってから、休み時間に他のクラスに行くのはおかしいと同じクラスの女子から言われるようになりました。それからクラスの女子みんなから冷たくされるようになりました。今のクラスに私の居場所がなくなりました」

とつとつと話しながら涙を流します。

その後もなかなか学校に行くことはかないません。そのうち、「みんなが楽しくやっているのに、自分だけがひきこもっているなんて、悔しい。元の学校には戻らず、別の学校に転校したい」と述べるようになりました。

しかし両親は登校にこだわっていて、朝、彼女がまだ眠っているうちに起こして学校に行かせようとします。通信制高校に移りたいという願いは聞いてもらえませんでした。

「誰も自分の気持ちをわかってくれない。親も学校の同級生も。でも通院して先生に話を聞いてもらうと一人ではないと思えるようになりました。今の私は行き場所がみつからない迷子のようなものです。私が居場所をみつけられるまでのあいだは通院を続けてもいいですか？」

このあといくつかの谷や山があったのですが、最終的に両親も結衣さんの希望を受け入れて転学に同意してくれました。通信制高校に移ったあとはそのまま無事に卒業し、専門学校への入学を果たしています。

**思春期の子どもたちは言葉でのやりとりを苦手にしている者も少なくありません。自分の心の内を根掘り葉掘り聞かれることは大人だって嫌なものです。心を耕している最中の子どもたちにとって、他人が土足で入ってくる体験は大人が思う以上につらいことでしょう。そ**

もそも気持ちを言葉にすることに慣れておらず、言い尽くすことができていないもどかしさが募るばかりということも多いと思います。

ここで述べたように、絵を通じてやりとりする方法（描画法と言います）には自分が大切にされたという感じを育みやすいという利点があります。受け入れられた、大切にされたという感覚は、「受容と共感」といって精神科の治療の基本になるものです。結衣さんの「一人ではないと思える」という言葉からは、描画法を通じ、互いの信頼関係が深まったことがうかがえるのではないでしょうか。

自分の存在をありのままに受け入れてもらうという体験は得がたいものです。勉強ができる、運動ができる、何かの分野で良い成績をあげるなど、何かができることでようやく評価され、ほめられるのだとしたら、寂しいものです。必要なのは、ただそこに存在しているだけで大切にしてもらえるという体験です。

不登校やひきこもりの状態から動き出すには自分が受け入れられるという感覚が不可欠です。そういう感覚を育むには体験を積み重ねるしかなく、それにはどうしても時間もがかかります。思春期にかかわる人たちも子どもたち自身も、誰もがそのことを心得ておく必要があるでしょう。

## 思いをノートに書き出す

愛さんが精神科にやってきたのは高校二年生のときでした。注意欠如多動症（ADHD）ではないかというのです。

幼いころは特に問題なく、おしゃべりで誰とでもすぐに仲良くなれました。

小学校に入ると、授業中におしゃべりが目立つということで頻繁に注意されたそうです。大きくなるにしたがっておしゃべりは目立たなくなりましたが、高学年になると母親が時間割りをそろえてくれなくなったため教科書やノートなどの忘れものが増え、ランドセルを忘れて登校したこともありました。片づけが苦手で家ではいつも母親に叱られていたそうです。

中学校になると授業に集中することができず、頭の中であれこれと空想することが多くなりました。高校でも授業が終わるとすぐに帰宅してDVDを借りてきては映画やアニメに没頭しました。テストも赤点ばかりです。相変わらず忘れものも多いことから精神科にやってきたのです。

気にしていたようにADHD（不注意優勢型）という診断がくだりました。

「私には親しい友だちがいません。勉強もみんなと同じようにできません。人間として不良品なんだと思います。こんな自分なんかいなくてもいいといつも思ってしまいます」

診察室ではそんなふうに泣きながら話してくれました。

その後、高校を卒業し、建設会社の事務系の仕事に就きました。しかし、急に新しい仕事を上司がもってくるとうまく対応できません。終わらせたはずの仕事に不備がみつかることもしばしばです。帰宅するころには心身とも疲れきってしまいます。とにかく苦しく感じるのですが、何がどう苦しいのか自分でもよくわかりません。いつも頭の中が混乱した状態が続きます。

そんなとき、心理学の本でその日のことを手当たりしだいに書き出すという方法を見つけました。ノートに自分の感じたことをひたすら書くというのです。

ためしにそうした作業を繰り返しやってみたところ、ずいぶん楽になっていました。

「以前は自分の頭の中がジグソーパズルのピースが散らばっているようにグチャグチャで、どこに何を当てはめてよいのかわからない状態でした。でも、ノートに気持ちを書くと、自分の気持ちが少しずつ見えてくるようになりました。仕事で失敗したこと、上司から怒られたこと、職場の同僚に冷たくされたこと、期日までに仕上げなくてはいけない仕事がせまっていることなどが整理され、自分の苦しみの輪郭がはっきりするようになりました」

**愛さんはもともと刺激が多くなりすぎると頭の中が混乱しやすい傾向にあったのでしょう。それに不注意が加わって職場での失敗が重なったのだと思われます。コミュニケーションが**

不得手なこともあって、職場で受けるストレスがかなり大きくなっていたのでした。

彼女にとってその日の気持ちをノートに書くという方法は、混乱した頭を整理するうえでとても効果がありました。その日あったことを振り返り、自分の気持ちが整理できるようになって、納得して一日を終えることができるようになったのです。気持ちを言葉にすることで正体不明だった胸の内のもやもやに輪郭が与えられ、距離をとることができるようになったのでした。そうすると、単に嫌だ、苦しいとだけ思い込んでいたことも別の見方ができるようになったそうです。

映画やアニメが好きなことからもわかるように、彼女は視覚的に物事を把握するのが得意でした。ノートに書き出してみるというやり方がそうした特性とマッチしたというのもあるのでしょう。

## 他人を〝もの〟として見る

美羽さんは女子高生。不登校ということで精神科にやってきました。

小さいころは幼稚園に行くのを嫌がって泣き続けていたこともあるそうです。小学校でも、学校を休むことはありませんが、おとなしく、人前で発表するのが苦手でした。

中学に入ったころから頭痛や腹痛を訴えて、ときどき休むようになりました。近くの小児科で検査してもらったのですが異常はなく、起立性調節障害と言われたということです。三年に進級してからは一週間のうち半分しか登校できませんでした。

高校を選ぶとき自分のことを誰も知らないところに行きたいと主張して遠方に進学し、寮生活を始めました。しかし、中学のときと同じで入学して一ヵ月経つと登校できなくなってしまったのです。そのためスクールカウンセラーの紹介で精神科にやってきたのでした。

登校できない理由について彼女はこんなふうに語ります。

「教室に入ると同級生からジロジロ見られている気がします。同級生に陰口を言われたり、バカにして笑われたりしているような気がするんです」

どうやら周囲に対して過敏になっているようです。そこで精神安定剤が処方されましたが、あまり効き目がありません。

結局、休学することになり、寮から自宅に戻りました。自宅に戻ってからも、ずっとひきこもったままの生活が続きます。

半年ぐらい経ったときでしょうか、中学校時代の友だちから突然遊びの誘いがありました。思い切って出かけ、ファストフード店で一緒に食事をし、買い物を楽しみました。それをきっかけにその後も何度か友だちと出かけるようになったのです。

「今まではまわりの人たちが自分のことをどう思っているのかということばかり考え、外に出ることができませんでした。今は他人の気持ちを考えることはやめました。結局、他人の正確な気持ちなんて私にはわからないと思います。当の本人だって自分の気持ちがわかってないかもしれないでしょう。これまでそんなわからない気持ちを自分は一生懸命になって考えていました。

今は店や道路ですれちがう自分とは関係のない他人を〝もの〟として見ています。そうすると気持ちが楽になりました。まわりの人たちには失礼かもしれませんが」

☞精神科にやってくる思春期の子どもたちのなかには、まわりの反応が過剰に気になって、そのせいで不登校になる人がいます。同級生が自分のことをバカにしたり、悪く思ったりしているではないかと、ちょっとしたことに過敏に反応してしまうのです。

最近ではこうした敏感な感受性をもつ子どもたちのことをＨＳＣ（Highly Sensitive Child）と呼んでいます。そうした人たちは敏感すぎるために、集団生活をしいられる学校ではいっしょに行動するのが難しくなります。

発達障害や統合失調症、愛着障害によるトラウマなどさまざまな障害を抱えた子どもたちにも、こうした過敏さがみられます。なんらかのトラブルに追い詰められた子どもたちに普遍的にみられる症状だとも言えそうです。

子どもたちも、そうした状態にただ手をこまねいているばかりでありません。自分の過敏さとうまく折り合いをつけるやり方を探っているものです。ただ、自分なりの対処法を見つけるには、やはりある程度の心の余裕が必要になるでしょう。

だとすれば、援助する側ができることは、何か具体的な方法を示唆するというよりも、心の余裕がもてるように安心感の得られる場を用意すること、それにつきるのではないでしょうか。

## 過食したくなったら雪かき

真衣さんは女子高生。過食と自傷を心配されて、精神科を紹介されました。

子どものころは手がかからなかったといいます。恥ずかしがり屋で、保育園ではなかなかみんなの輪に入ることができませんでした。小学校のとき、隣の席の男子が意地悪するということで登校を嫌がって家の柱にしがみついたこともあったとか。ただ、小学三年以降はそんなこともなく、児童会の役員も務めたそうです。

中学・高校とバスケットボールを続け、練習に打ち込みました。しかし高校二年生のとき仲の良かった親友が突然学校を辞めることになったのです。それをきっかけにしたように過食が始まりました。三度の食事以外に菓子やケーキなどを一度に大量に食べてしまいます。またリストカットも始まりました。それが止まないということで、保健室の先生の勧めで精神科にやってきたのです。

精神科を訪れたときは身長が一五八センチメートル、体重が五三キログラム。ですから特にやせているわけではありません。ただ、食べた後に自分で無理やり吐いているということがわかりました（これを自己誘発性嘔吐と言います）。また左の腕には多数の傷痕がありました。

彼女いわく、自分はよい子を演じてしまうということです。

「私は人前でいい顔ばかりしてしまう。本当は嫌なのに他人からの頼みごとをいつも断ることができないんです。それで自分を苦しめてしまう。でも、誰からも好かれる自分でいたいんです」

通院につきそっている母親によると、父親が教師で厳格に振る舞っていたということです。

「夫は、教師の子どもとして恥ずかしくない振る舞いをするようにとこれまで言い続けてきました。娘が派手な服装をしたがったり、流行りの髪型にしたいと言ったりしても、ダメと言うことが多かったと思います。それが娘には窮屈だったんでしょうか」

過食や自傷はなかなかおさまりませんでしたが、八ヵ月経ったころ対処方法が見つかった、と言ってきたのです。

「気持ちがモヤモヤして過食や自傷をしたくなったら、自分が普段やらないことをすることにしました。部屋に掃除機をかけたり、冬なら外に出て雪かきをしたりするんです。掃除や雪かきに夢中になるといつの間にかモヤモヤが消えて、過食や自傷をしたいという気持ちがおさまることがわかりました。この方法なら部屋はきれいになるし、家のまわりの雪も片づけられるので両親からも喜ばれます。もっと早くこの方法を見つけることができたらよかったのに」

☞過食や自傷は、どうしようもない気分を抱えたときに、それをなんとかしようとして起きる衝動的なふるまいだと言えるでしょう。鬱屈した気持ちを解消するためのものなので、ただやみくもに行為だけを止めようとするとかえって苦しい気持ちを募らせ、追い詰められてしまいます。

自分を痛めつけることなく、自分にあったかたちで気持ちを発散できる手段（代替行動と言います）を探る必要があるのです。

たとえば過食であれば、食べたくなったら酸っぱいものや氷を口の中に入れる、ガムをかむ、運動する、爪の手入れをする、手紙を書くといったようなやり方がすすめられています。

このとき、本人に自分に合った代替行動を考えてもらうというのは有効な方法です。内面の話題にふれることなく、援助する側と子どもたちが一緒になって、問題となる行動を取り扱うことができるからです。

## 書道に集中

拓真君は高校生になって戸締まりの確認が多いということで精神科にやってきました。幼いころは行儀のよい子だと周囲からほめられることが多かったそうです。几帳面なところがあり、小中学校と宿題や教科書を忘れるようなことは一度もありませんでした。

高校に入って二学期の中間試験前から寝る前にいつも同じことをしないではいられないようになりました。歯磨きを三〇分以上して、家の戸締まりやガスの元栓の確認を五回、六回と繰り返します。たとえ深夜に及んでもやめられません。おまけに母親にも確認に付き合うことを強要し、従わないとひどくののしります。

典型的な強迫性障害です。

「寝る前の儀式に時間がかかるためにつらいけど、それをしないとそれ以上に苦しくなり、死にたくなります。玄関や窓の戸締まりをお母さんがしっかり確認してくれず、曖昧な返事をされたり無視されたりすることがある。そういうときには腹が立ってひどいことをお母さんに言ってしまう」

精神安定剤が効いて、母親を巻き込んで暴言をはくようなことはなくなりました。しかし今度は起床時の洗面や歯磨き、着替えなどに長い時間をかけるようになったのです。そんなことが続き、結局登校できなくなって、やむなく休学ということになりました。

休学中に高校の先生の勧めがあって書道教室へ通いはじめたのが思わぬ転機となりました。教室は個人指導なので他の人を気にすることなく、緊張せずに通うことができるのです。

「書道の最中はそのことだけに集中できます。確認や儀式のことを忘れられるんです。短時間でも苦しいことが頭から離れる大切な時間です。教えてくれる先生も決して僕の作品についてダメだと言うことはありません。いつも上手に書けているとほめてくれます。それで続けることができたのだと思います」

高校は中退しましたが、書道教室を中心にすえて生活を送るようになりました。二〇歳を過ぎたころから書道展でしばしば入選するようになり、最近では毎回のように入選しています。

書道で充実した生活を送ることができるようになってからは診察で強迫症状を訴えることもほとんどなくなりました。話題の中心はもっぱら作品を作製するときの苦労話になっています。

**拓真君は書道を通して徐々に自信を得たのでしょう。裏返せば、自分に自信がもてずにい**

たことの表れが止めようとしても止められない確認の繰り返しだったのかもしれません。書道を通じて自分はこれでいいんだと思えるようになり、日常生活で感じていた不安も消えたのです。

思春期は挫折の多い時期です。そこで失われた自信を回復することこそがこの時期における支援の目標と言えるのかもしれません。

## 3　偶然の力と子どもたちの気づき

思春期の子どもたちは家庭生活や学校生活のどこかでつまずき、悩み苦しむようになります。その果てにさまざまな症状や問題行動が現れると言えるでしょう。

つまずきの中身はさまざまで、大人からすると些細でたわいないように見えるものも少なくありません。しかし、子どもたちにとっては深刻なものであり、真剣に悩み、もがき苦しむしかないものです。

ところが、ふとしたことをきっかけに、そのようなつまずきを乗り越え、立ち直ることがあります。それは何か意図があって仕掛けられたものではなく、偶然に起きたできごとが大半です。偶発的な体験に意味を見出すことで自分なりの生き方をつかまえ、まるで生まれ変わったように歩みはじめます。

ここではそんなエピソードを集めてみました。子どもたちを援助するときのヒントがあると思っています。

## 空気が読めないことも個性

翔太君が診察室にやってきたのは高校生のとき。手首を傷つける癖があるということでした。幼いころから落ち着きがない様子が目立ちました。幼稚園でも他の子と一緒に遊ぶことを嫌がって、ブロックやお絵描きなど自分のやりたいことに没頭していたそうです。恐竜図鑑が大好きで「恐竜博士」と呼ばれていました。

小学生になると河原や道路に落ちているさまざまな形や色の石を拾い集めることに夢中になりました。理科の授業中に当てられてもいないのに動物や植物について勝手に話し出し、周囲から笑われたということです。同級生からは「ひょうきんなやつ」と言われていました。

中学校に入っても授業中に勝手な話をする態度は変わらず、今度は「空気の読めないやつ」と言われるようになりました。動物の解剖に興味を示すようになり、ネットで動物の内蔵の写真を探しては収集するようになりました。

高校に入ると自傷を繰り返すようになり、そのため精神科にやってきたのです。

「高校生になってから他人から自分がどう見られているのかをとても意識するようになりま

した。普段の行動を冷静になって見つめ直すと、自分のやっていることがなんて幼稚でおかしなことなんだろうと思えてきたんです。自分が他人と違うことが悔しくて、手首を切るようになりました」

精神科に通い出してから自傷行為は減って、休みながらも無事に高校を卒業することができました。

就職しようと何度か面接を受けましたが、どれも不採用。一般就労は難しいと思われたので主治医の私から自閉スペクトラム症という診断を告げて、その特性について説明しました。

「他人と自分が違う理由がわかりました。理由がはっきりしてよかった。自分の努力が足りないせいではなかったんだ」

彼はそう言って、少し安心した様子でした。

その後、精神障害者保健福祉手帳を取得して就労支援事業所で機械部品の解体の仕事についたのです。

「僕には場の雰囲気が読めず、まわりの人たちを笑わせてしまうところがある。でもそれがないと自分でなくなるような気がする。それが自分の個性なんだと思う。だから今の障害のままの自分でいいと思う。そう思うと焦りやいらだちが少なくなります」

今ではそんなふうに語ってくれます。

定型発達の子どもは、小学校高学年くらいになると自分を客観的にみることができるようになり、教室における自分のポジションについて理解するようになります。発達障害を抱えている子の場合、そうした視点の獲得は遅れがちですが、それでも中学生以上になってくれば自分が同級生からどのように見られているのか意識するようになるのです。

ただ、その時間差が「空気が読めないやつ」と周囲からバカにされる原因にもなります。そのために発達障害の子どもたちは自分は他の子より劣っていると考えてしまいかねません。自分は何をしてもダメな人間だ、迷惑をかけている、嫌われている、死んだほうがましだといった思いに苛まれがちです。

実際にはそうした特性も個性のひとつにすぎません。ただ、その個性が強烈なために学校生活や社会参加において支障をきたしがちなだけなのです。

その能力を障害と診断するか個性とみなすかは、実は社会のあり方に大きくよっています。発達障害の子どもたちの持つ個性が他の人にはない才能としてまわりに受け入れられ、開花できるような社会になってほしいものです。

## 母親を殴ると悲しい

航平君は母親に暴力を振るうということで、中学生のときに精神科を訪れました。

一歳半で歩きはじめましたが言葉の発達は遅れて、五歳まで二語文でしか話すことができませんでした。保育園では落ち着きがなく、他の子に砂をかけたり持っているおもちゃを無理やり取ったりして、そのたびに叱られたということです。

小学校でも同級生と頻繁に喧嘩をしました。体がぶつかったとか挨拶しても返事をしてくれなかったとか、そんな理由で相手を蹴ったり殴ったりするのです。そのため、担任の助言もあって小学三年生のときに小児科の発達外来を受診。担当医から特別支援学級を勧められ、在籍するようになっています。先生と一対一でいる時間が長くなると暴力を振るうようなことはなくなりました。

中学校でも特別支援学級に在籍しましたが、徐々に休みだすようになりました。中学二年になるとほとんど登校しなくなり、自宅でゲームに没頭するようになったのです。母親が登校を促したり、ゲームをやめさせたりしようとすると、引っかく、殴る、蹴るなどの暴力を振るうようになりました。そのため母親に連れられて精神科にやってきたのです。

精神科に通い出してからも母親に対する暴力はやまず、そのたびに入院することになりました。一〇回目に入院したとき、こんなことを言い出しました。

「最近はお母さんを殴ってもなぜか悲しくなり、気持ちがスッキリすることがありません。かえって自分を殴りたくなるんです。だからもうこれ以上お母さんを殴らないようにしたいと思います。お母さんではなく、クッションや大きなぬいぐるみに当たるようにしています」

このあと母親に暴力を振るって入院するようなことはなくなり、中学を出た後、無事に高等支援学校に入学することができました。障害者スポーツ大会の陸上競技の短距離では優秀な成績をあげています。

☞思春期の子どもたちが暴力を振るうのは、まわりの大人たちが自分のことをわかってくれない、助けてくれないと感じたときだと思います。自分のことを一番わかっているはずの親がどうして自分のことをわかってくれないのか、という気持ちがあるのでしょう。

暴力の下に覆い隠されているのは、自分をわかってもらえない「悲しみ」や理解者が誰もいないという「孤独感」ではないでしょうか。暴力を振るうことで、この悲しさや孤独感を紛らわせ、ごまかしているのです。本当の気持ちに耐えられず、わが身を守るための行動だと言えるでしょう。

航平君は暴力沙汰から入院を繰り返し、そのたびに病院の職員に慰められ、励まされてきました。そのことで自分の気持ちと向き合う勇気を得て、本当の気持ちに気づくようになったのです。

## 自分が必要とされている

裕太君が精神科にやってきたのは中学生のとき。腹痛と下痢を訴えていました。

赤ん坊のときはとても手がかかり、母親が抱いていないとすぐに泣きだしたということです。何をするにも慎重で、水遊びや砂場遊びのときも時間をかけてプールや砂場の中に入りました。この時期に瞬きを繰り返すチック症状がみられたそうです。小学校では聞きわけがよく、学級委員を務めるなど優等生でした。

中学校に入ると塾にも通いはじめ、忙しい毎日を過ごします。中学二年のとき、授業中におなかが痛みだし下痢を起こして何度もトイレに行くようになりました。授業中にトイレに行くのが恥ずかしくて学校を休むようになってしまいます。近くの内科を受診しましたが検査では異常がなく、過敏性腸症候群との診断でした。精神的なことやストレスが原因で腹痛や下痢の症状が出やすくなると説明され、精神科を紹介されました。

精神安定剤をのむと腹痛や下痢はやや改善しましたが、完全になくなったわけではありません。

受験では、第一志望の高校に無事合格。高校に入学してからはおなかの症状は中学校時代よりも軽くなりました。

そこで、校則では禁止されていたのですが、自分を変えてみたいとファストフード店でのアルバイトを考えはじめました。相談された主治医の私からも、ぜひやってみたらと背中を押してみたのです。

「お店に出るようになって、自分が必要とされていると初めて感じることができました。店長や他の店員から責任のある仕事を次々とまかされ、『頼りになるよ、助かるよ』と言われました。こんな経験は学校生活ではありません。今までは自分に自信がなくてダメな人間だと思っていました。でも、アルバイトを始めてから、自分も捨てたものではなく、けっこうやれるんだと思えるようになりました」

その後、おなかの症状はほとんどなくなり、大学に進学することができました。

〝他人に自分が必要とされるという経験は、子どもにとってもわれわれ大人にとっても生きる力になるものです。不登校やひきこもりの状態ではそうした体験を味わうことはできません。他人とのかかわることで初めて得られるものでしょう。そのためには、まず自分から動く必要があります。誰かが何かをしてくれないかと待っているだけでは次のステージには上がれません。

裕太君の場合、まず勇気を出してアルバイトに行くようになったことが大きな第一歩となりました。能動的な行動が引き金となって仕事ぶりが認められ、必要とされる機会を得たのです。

チャンスが来るまで待つことが大事だよ、と診察場面ではよく言います。ただ、そのチャンスをつかまえることが難しい。機が熟し、チャンス到来とみれば子どもたちの背中を少し押してあげることも必要です。「戦局」を読み、「賭け」に挑む。そうした思い切りも思春期の精神科臨床に求められることであり、醍醐味だと言えるかもしれません。

## 人形が悲しむから

遥さんは不登校と自傷を訴えて精神科にやってきました。

子どものころのことを聞くと、三歳になってようやく意味のある単語を言えるようになったということですが、それからはとてもおしゃべりになったそうです。落ち着きがなく、幼稚園でのお遊戯会や運動会では先生が必ずそばについていました。自分の言いたいことだけを一方的に言うため他の子と上手にやりとりができず、いつも取り残されていたそうです。このころから玩具のシルバニア・ファミリーに興味を持ち、たくさんの人形を集めはじめるようになりました。

小学校でも一緒にルールを守って遊ぶことができず、孤立していたそうです。そのため中学校から特別支援学級に在籍するようになりました。そこでも担当してくれた先生に一方的にアニメの話をしたり、一人でお絵描きをしたりしていました。

普通高校への進学を果たしましたが、馴染むことができず、一年の秋から休みがちになりました。さらに手首を剃刀で切って自傷をするようにもなりました。そこで精神科にやってきたのです。

自閉スペクトラム症という診断がつきました。診察のたびにシルバニア・ファミリーについて長時間にわたって話します。

診察を重ねても、残念ながら自傷はなかなかやみませんでした。ところが、高校二年生になったとき、突然宣言したのです。

「私は今日から手首を切らないことにしました。だって手首を切ったらシルバニアの人形が悲しむでしょう？　大好きな人形を悲しませたくないから絶対に切りません」

それ以後、自傷行為は本当になくなり、高校を休むこともなくなりました。少しですが友だちもできたそうです。

☟自閉スペクトラム症の特性のひとつに相手の気持ちを想像することが苦手というのがあります。しかし、遥さんは人形に心があるかのように振る舞い、人形の立場に立って気持ちを考えていました。

生身の人間の気持ちを考えるのは苦手でしたが、自分の大好きな「もの」に対してはその気持ちを想像することができるのです。生身の人間では、表情やしぐさ、声の大きさや調子などさまざまな情報が一度に押し寄せ、気持ちを察しようにもその難易度が上がってしまうのでしょう。それが、自分が大事にしている「もの」が自分のことをどう見ているのかという視点を手がかりに、気持ちを察することに目覚めたのでした。

そのまま人間に対するコミュニケーション技術のレベルアップにもつなげていってくれたら、と思っています。

## 制服のおかげ

莉奈さんは小学生のとき、不登校ということで精神科にやってきました。

夜泣きが激しく、両親は苦労されたということです。保育園では自分が中心になって遊びたがり、他の子としばしば喧嘩になりました。お昼寝の時間も嫌いで、起きて一人で絵本を読んでいました。

小学校に入ったころからゲームに夢中になり、夜遅くまで遊ぶようになりました。三年生になると朝起きることができず、起きてからの服選びにも時間がかかるため登校時刻に間に合わず、母親が車で送るような事態が繰り返されたそうです。五年生になると朝から頭痛や腹痛を訴え、学校を休むようになりました。近くの小児科で異常はないと言われたため精神科にやってきて、自閉スペクトラム症という診断がくだりました。

その後も学校を遅刻したり休んだりする状態が続きます。

ところが中学生になって朝の準備に時間がかからなくなりました。

「中学生になってから制服なので朝の服選びがなくなりました。それで遅刻せずに登校できるようになったんです。小学生のころは季節やその日の気温に合わせて服を選ばなくてはいけなかったので大変でした。どういうときにどういう服を選ぶのかがわかりません。お母さんに服を選んでほしかったのに、お母さんも服選びが苦手でした。本当に制服ありがとうと言いたい」

もっとも、中学生になると別の苦労もあるようです。

「登校できるようになったけど、同級生の女子と付き合うことが難しくて疲れてしまう。女子の同級生は相手によって言うことや態度が全然違うんだから」

小学校を卒業して中学生に上がり制服を着ると、なんとなく大人になったような気持ちがするものです。莉奈さんの体験は制服のひとつのメリットを示してくれたと思います。

中高生の制服には賛否両論あるようです。賛成の立場としては、私服だと経済的な格差が出るため着ていく服がなく毎日同じような服を着てくる生徒がいじめられるかもしれないとか、私服になると派手な服装や奇抜な服装で登校する生徒が出てくる可能性があるので、風紀が乱れるという意見があるようです。

一方、反対意見は、中学校・高校時代は身体の成長が著しく、すぐに制服が身体に合わなくなってしまうとか、毎日同じ服を着るので不衛生になるというものがあるでしょう。

制服は季節による調節がしづらく、詰襟や袖口などが窮屈で、感覚過敏のある自閉スペクトラム症の子どもたちにとって、必ずしも着心地のよいものではありません。しかし、莉奈さんが示してくれたように、私服でないぶん選ぶ手間が省けて、朝の行動がスムーズになるという意外なメリットもあるようです。

子どもたちの目線で物事を考え、子どもたちにとって最適なものは何かを考えるということとを改めて教えられるできごとでした。

## ネコの生き方に学ぶ

綾乃さんは女子高生。不登校ということで精神科を訪れました。

三人姉妹の長女で、幼稚園のころから妹たちの面倒をよくみていたそうです。小学校に上がったころ、彼女に妹たちを預けて、母親は夕方からパートタイムの仕事に出るようになりました。父親が帰宅するまで特に不満を言うこともなく姉妹三人で留守番をしていたということです。ただ、中学三年時に一度だけ手首を自傷したということでした。

高校に入って担任からの指名で学級委員長をまかされたのですが、夏休み明けから頭痛や腹痛が出現して学校を休むようになりました。近くの内科で検査を受けましたが異常がなかったため、精神科にやってきたのです。

はじめのうち綾乃さんは質問されたことに答えるだけで、自分から積極的に話かけてくることはありませんでした。病院に通い出してから登校する日が多くなり、周囲も安心していたところ、高校一年の冬になって自宅にある鎮痛剤やかぜ薬をまとめて飲み、病院に救急搬送されるという事件を立て続けに起こしたのです。

救急入院を繰り返すうち、綾乃さんは自分の気持ちを徐々に語るようになりました。涙を流しながらこんなふうに話してくれたのです。

「私には二人の妹がいるので小さいころからお母さんに甘えたくても甘えられず、我慢してきました。妹たちがお母さんと楽しそうに会話をしているのを見ると、いつもうらやましいと思っていたんです。話がしたくてもお母さんは帰宅が遅いのでできません。仕事が休みの日は疲れ切っていて、かわいそうで悩みごとの相談もできませんでした。それで、いつも自分でなんとかしようと思って、これまでやってきました」

その一ヵ月後、過量服薬（一度に薬をたくさん飲んでしまうこと）で再び入院しました。

「妹たちの面倒をみることも、学校でみんなの面倒をみることも、もう限界です。すべてがどうでもよくなって、何もかも忘れたくて薬をたくさん飲んでしまいました。どうして私は生きていかなくてはいけないのでしょうか？」

一週間後、退院してすぐの外来受診時に綾乃さんは次のように話してくれました。

「私の家ではネコを飼っています。飼い主にとても懐く犬と違って、ネコはいつも好きなように生きていて、うらやましいなあと思います。ネコを見ていると、ネコは生きる意味を考えているのかなあとときどき考えます。同じ生き物なのにネコは生きる意味を考えず、毎日その日暮らしなんだと思います。本当のことはネコに聞かないとわからないけどね。でも、ネコがいてくれるだけで私は救われています。生きる意味があるから生きているのではなくて、そこにいること自体が生きている意味なのかもしれませんね。私もネコのようになりたいなあ」

その後の綾乃さんは過量服薬で入院する事態が減り、苦しくなったり、つらくなったりしたら入院させてほしいと訴えて病院を受診するようになりました。

一般に、自殺は人間以外の他の動物では起こりえないと言われています。人間は他の動物と違って脳が著しく発達し、想像力を働かせる力が備わっているからでしょう。目の前で起きたことをもとにして、先々のことをあれこれと心配するからこそ不安になるというわけです。今が苦しいと、この苦しみが永久に続き、さらにはもっと大変なことになるのではないかと最悪の事態を想像するようにもなります。そうすると「こんなに苦しいことが続くのなら死んだ方がましだ」という考えが生まれ、自殺を実行に移す人もいるわけです。

生きる意味を考えずに生きているであろうネコを見て、生きるということについて考えをめぐらせたというのは本当に素晴らしいと思います。

振り返って、普段の生活の中で生きることといかに真剣に向き合っていないか、主治医のほうが思い知らされました。

## ひきこもりは越冬

大雅君は男子高校生。不登校ということで精神科を訪れました。

生まれたころは特に問題なく、幼稚園でも他の子と仲良く遊ぶことができたそうです。ただ、小学校低学年のときに腹痛を訴え、ときどき学校を休んでいた時期がありました。運動会ではリレーの選手に選ばれるような運動が得意な子どもでした。中学校では野球部に入りましたが、練習が厳しいということで三ヵ月で辞めています。

高校に入ってから朝になると腹痛を訴えて学校を休み出すようになりました。一年生の五月の連休明けから完全に学校を休むようになり、精神科に来たのです。

登校できない理由については自分でもわからないと言います。

「いじめられているわけでもないし、学校の先生が嫌なわけでもない。勉強だって特別難しいと感じているわけでもありません。親からもどうして登校できないのかと繰り返し聞かれるけれど、僕にも本当にわからないんです」

休んでいるあいだは自宅でゲームに没頭しています。ただ、高校入学後から始めたコンビニのアルバイトだけは休まず続けていました。

通院を始めてから三ヵ月が経ったころ、こんな話を打ち明けてくれました。

「高校に入学して教室の生徒の数が四〇人を超えていたのに驚きました。中学校時代は二五人くらいでしたから。それで教室がとても狭く感じるようになり、息苦しくてしかたなかった」

周囲からは休学や転学を勧められましたが決断できないまま一年が過ぎたところで、ようやく通信制高校への転学を決めました。ただ、学校を移ってからも登校できない状態が続きます。

「元の学校の同級生はみんな高校三年生になっているのに自分はまだ二年生のままでいる。みんながどんどん先に進み、自分だけ足踏みした状態で取り残された感じがします」

さらに半年が経ったころ、こんなふうに語ってくれるようになりました。

「自分は学校にも行けずひきこもっていますが、今の自分の状態を『冬眠』ではなく、『越冬』と呼びたい。『越冬』には、ただ寒いので動かないでこもっているということではなく、冬の寒さに耐えて春が来たら動き出すんだという気持ちが感じられるでしょう?」

そのころからでしょうか、登校できるようになったのです。その後、無事に卒業し、推薦で専門学校に入学することができました。

☞冬眠とは動物が活動力を極度に下げて冬を越す現象のことです。しかし、大雅君は冬眠をひたすら眠っている状態だととらえていたようでした。それに対して、越冬という言葉には能動的な意志を見出し、時期がくれば必ず動き出すという含みを持たせていたようです。こうした解釈には自分がそうありたい、そうなるんだという気持ちがこめられていたように思います。

動物たちにとって冬眠とは休んではいるけれど春を迎えるための準備をする大切な時間です。大人は不登校やひきこもりを単に停滞しているだけの状態だと見なしがちです。成長というものを、ただ右肩上がりに進むものとどこかで思い込んでいるためでしょう。

しかし成長には、ときに現実に背を向けて停滞し、あれこれと思い悩む時期もあるのです。そうした時期を経てこそ、また現実に向かっていくことができるのだということを忘れないでいたいものです。

# 4　大人にない発想

思春期の子どもたちは言葉を扱う力が大人ほどにはないと言われています。実際、悩みごとを他人にうまく打ち明けることができないからこそ、からだに異変が現れたり、問題のある行動をとったりすることが多いのでしょう。

思春期外来を受診する子どもたちは、たしかにはじめのうち自分の悩みや置かれた状況を言葉でうまく説明することができません。しかし、治療を続けるうちに少しずつ語れるようになっていくものです。そうして出てきた言葉は、大人では到底考えもつかないような斬新なものも少なくありません。それは新鮮な驚きに満ちています。

大人は経験に即して考えるくせがついていますから、ともすると杓子定規に物事をとらえがちです。いきおい判断も常識から逸脱することのない無難なものになってしまいます。

一方、子どもは知識や経験に乏しいぶん、大人が縛られている既成概念や社会規範、常識などにとらわれず、自由な視点から物事をみることができます。思春期外来の診察室で生まれる言葉には、彼らがもつ柔軟な発想の魅力が詰まっています。

## 死にたいは心が呼吸できないということ

優花さんは、女子高校生のとき過呼吸を訴えて精神科にやってきました。

彼女には重度の知的障害をもつ二歳年上の姉がいて、母親はその世話で毎日忙しいということです。

そのせいでしょうか、幼稚園から手がかからない子でした。小中学校を通じて活発で学業成績も優秀、中学校ではテニス部で部長も務めたそうです。

高校受験のときに、それまでのしがらみを離れ、新たな気持ちで生活を送りたいと知人のいない遠方の高校を選びました。入学後、同級生が仲良しグループを作るようになるなか、彼女はグループに入るのを窮屈に感じ、男子とばかり話をしていました。

「トイレに行くときもいつも一緒で、他人の噂話ばかりしている女子と付き合うことに疲れました。他の女子と違う意見を言うとわがままで自分勝手という目で見られてしまいます。仲間に合わせることが息苦しく感じました」

女子生徒とは積極的に交わろうとせず、男子生徒とばかり仲良くしている彼女に対する風当たりは強く、他の女子生徒から無視されるようになってしまいます。しだいに登校することがつらくなり、学校を休み出しました。たまに登校しても、教室内で過呼吸を起こして倒れて保健室に運ばれるようなことが続きます。そのため高校一年の夏休み明けに精神科にやってきたのでした。

「教室の中に自分の居場所がないので『死にたい』と思いました。元気なときには死にたいと考えることなんかなかったのに。きっと死にたいかどうかは呼吸と同じなんだと思います。からだが元気なときには呼吸を意識することはないけど、大きな病気にかかると呼吸をすることも大変になります。呼吸を意識すると思うんです。それと同じように、普段、精神的に元気なときには生きることが当たり前で死ぬことなんて意識しない。気持ちがへこんだり精神科の病気になったりしたときになって初めて、『死にたい』と意識する。死にたいと思うのは心が呼吸できないということなんだと思います」

通院を続けるうちに母親に対する気持ちについても明かしてくれるようになりました。

「お母さんには学校であったつらいできごとを話すことができません。だって、姉の世話に一生懸命でいつも疲れていたから。そんなお母さんを私のことで悩ませるなんて。私が自分の中でなんとかすればいいだけなんです」

そう話しながら涙を流します。自分の気持ちを整理しながらしっかりと表現できる子なんだな、そんな印象を持ちました。

その後、優花さんは高校を休みながらも無事に卒業し、現在は看護系の大学で勉学に励んでいます。

精神科外来の子どもたちを診ていると、「死にたい」という言葉を口にする子どもたちがたいへん多いことに驚かされます。彼らは誰も助けてくれないという孤独を抱え、自分にはなんの価値も能力もないという無力感にさいなまれているのです。また、他人や社会に対する怒りや苦しみが膨れあがり、これからも自分が置かれている状態がずっと続くと思い込んでいます。そのため視野狭窄に陥って、なかなか「死にたい」から抜け出せません。

逆に言えば、それぐらい彼らは生きることに真剣だということです。ただ、困難にぶつかるたびに生きるか死ぬか真剣に考えていては命がいくつあっても足りませんが……。

## 不幸が起きないとリセットできない

詩織さんは過食が止まらないということで精神科を訪れました。

出産後の体調不良で母親はしばらく寝ていることが多かったとのこと。未熟児で生まれましたが特に発達の遅れもなく、幼稚園では男の子と一緒になって走り回ったり、木登りをしたりと活発だったとか。

小中学校とも成績優秀で両親に心配をかけたことがなかったそうです。

ところが、中学三年のときに母親が白血病を発症。幸い治療がうまくいって、家事をこなすことができるまでに寛解したそうです。しかし、母親の病気をきっかけにしたように詩織さんは食欲が低下、健康なときには四五キログラムだった体重が中学卒業時点で三五キログラムにまで減っていました。高校に入学したあとは今度は逆に過食が始まりました。三度の食事以外に菓子パン、おにぎり、スナック菓子、ケーキなどを一度に大量に食べるようになったのです。そのうえ自分で食べたものを吐くようにもなりました。そこで高校一年の終わりに精神科を受診しました。

高校二年になって、高校一年の秋に六八キログラムにまで増えていた体重も五〇キログラム台で落ち着くようになりました。

このころ詩織さんは同級生の男子と付き合いはじめました。ところが三ヵ月後に彼が他の女子生徒と仲良くするようになったのです。

彼から「もうお前には興味がなくなった」と一方的に言われ、別れることになりました。

別れたものの、校内で彼の姿を見るたび付き合っていたころのことが思い出されてしかたありません。自宅に帰ってからも彼のことが頭から離れない状態が続き、涙が出てきます。ですが、そのことを誰にも話せずにいたそうです。

高校三年の新学期が始まって間もなく母親の白血病が再発し、再度入院することになりました。病状は重く、回復する兆しがなかなかみえません。夏休みに入って、残念なことにそのまま亡くなってしまいました。

それ以来、詩織さんは母親のことばかり考えるようになったそうです。でも、父親にその気持ちを話すことはありませんでした。

「お母さんに代わってもっと家事を手伝ってあげていればお母さんは長生きできたかもしれない。お母さんにもっとやさしい言葉をかけてあげたかった。もっとお母さんといろんな話がしたかった」

泣きながら診察室で訴えます。

「お母さんが生きていたころは別れた彼のことで頭がいっぱいでした。でも、お母さんが亡くなってからはお母さんのことばかり考えてつらくなりました。私の頭は、誰かと別れるとか誰かが死ぬといった不幸が起きないと『リセット』されないようになっていると思います。楽しいことが起きてもダメなんです。苦しくてつらいことが起きないと、これまでのつらいことを忘れることができないんです。だから、私は一生不幸で苦しい人生を歩まなくてはいけないのかもしれません」

☟人が生きていくなかで最も悲しいできごとは、大切な人を失うことだといわれます。夫や妻、親、子ども、恋人などを失ったときの悲しみは計り知れないものでしょう。できるならば避けたいところですが、残念ながら生きている限り、こうした別離は避けることができません。そんなとき家族が悲しんでいるから自分がしっかりしなくてはとか家族を心配させてはいけないとか考えて、自分の気持ちを表に現すのをためらうことがあります。悲しい気持ちを自分のうちに留め込んでしまうと、その気持ちが薄らぐことなく、いつまでも持続しかねません。

詩織さんも誰にも打ち明けなかったために、そのような状態に陥っていたのでしょう。その結果、気持ちが切り替わるのは大切な人を新たに失ったときばかり、ということになってしまいました。

悲しい気持ちが整理され薄らいでいくためには、現実と向き合う十分な時間が必要です。そのためには悲しみを打ち明けられる存在が欠かせません。

## がんばったと過去形で言わないで！

さくらさんは不登校のために精神科を訪れました。

幼稚園のときから騒がしいところが嫌いで、部屋の片隅で一人お絵描きをしているのが好きでした。小学校でも友だちはいましたが、休み時間に一人でお絵描きをしていることが多かったようです。自宅でもお絵描きに没頭していました。小学六年になると同級生の女子の間でどこかのグループに属さなくてはいけないような雰囲気になり、彼女だけが取り残されました。そのため教室にいづらくなって学校を休み出しました。中学校入学後もそのまま不登校が続き、中学三年になって精神科に来たのです。

「休み時間はいつも一人で寂しいんです。他の同級生からどう見られているのかがとても気になります。一人でいると友だちのいないかわいそうな子と見られているような気がします。それだけではなく、いつもジロジロと見られていたり、陰で悪口を言われたりしている感じもします。それで登校ができなくなりました。自宅にいても学校での嫌な場面を思い出してつらくなるので休んでいても気持ちの休まるときがありません」

結局、中学三年生のあいだほとんど登校せずに卒業式を迎えました。卒業証書は卒業式終了後、校長室で校長先生から受けとるかたちです。

その後は自宅にひきこもってずっとお絵描きをしています。最近になってこのままではいけないと考え、就労支援事業所に通所しはじめました。

「事業所に通所しはじめたら親や事業所のスタッフから『がんばったね』と言われるようになりました。でもこの『がんばったね』が嫌なんです。今もがんばっているのに過去形で言われることがひっかかります。『がんばってるね』と現在進行形で言ってほしい」

困難に立ち向かい、それを乗り越えようとして精一杯取り組んでいる態度に、まわりの人たちはほめているつもりで、つい「がんばったね」という言葉をかけてしまいます。

けれど、本人にとっては実は今こそがんばっているのです。現在進行形の「がんばってるね」という言葉は今を肯定するニュアンスがあります。その言葉は自分はこれでいいんだという自己肯定感を育むものでしょう。現在が肯定されれば、過去の不幸な経験に対する受け止め方すら変わる可能性があるのです。

ちなみに、「がんばれ」に相当する英語は「Good luck!」です。日本語に直訳すれば「うまくいくといいね！」「幸運を祈る！」ということになるでしょうか。これまで以上の努力を相手に求めるのではなく、あとは運にまかせましょうということでしょうか。「Good luck!」という言葉は相手に負担を強いない、気の利いた表現だなあと思います。

## 定型発達を理解するための本は？

大輝君は高校生。ゲーム依存を疑われて精神科にやってきました。お兄さんの影響で二歳からゲームを始めたとか。三歳から保育園に通っていましたが、いつも一人で遊んでおり、他の園児にからかわれてはよく泣かされていました。

小中学校でもなかなか友だちができず、運動が苦手で同級生にバカにされることもあったそうです。一方、主要教科は得意で成績は常に上位でした。自宅で勉強することはないのですが授業で習ったことは忘れません。

高校は進学校に進みました。友だちを作ろうとして同級生全員に自分のメールアドレスを教えたのですが、誰からもメールが来ないことに落胆してあきらめてしまったといいます。部活にも入らず、授業が終わると一目散に帰宅し、ゲームに没頭する毎日です。自宅では勉強しないため授業についていけず、成績も下がる一方でした。

これはゲーム依存ではないかということで母親に連れられて精神科を訪れたのです。

大輝君のコミュニケーションは一方的で、診察室でも自分の興味のあることしか話しません。相手がどう思うかに配慮する様子がみられないのです。検査すると知能指数は一二〇（通常は八〇から一二〇）と高いのですが、能力にバラツキがあって、できることとできないことの差が大きいという結果が出ました。

自分でも他人とどこか違うと感じていたようで診察のたびにそう訴えます。

これまでの生育歴やコミュニケーションが苦手であること、ゲームに依存しやすい様子、知能検査の偏りなどを考慮して、自閉スペクトラム症という診断になるだろうと説明しました。

輝君はこの診断におおいに納得し、発達障害についてネットで検索したり本で調べたりしたようです。そして、こんなふうに訴えます。

「本屋には発達障害の人を理解するための本はたくさんあるのに、発達障害の人が定型発達の人を理解するため本はどうしてないんだろうか。どうやって定型発達の人を理解すればいいのか。今の社会は発達障害が一方的に異常だという扱いをされているような気がする」

☞彼の言うように発達障害の人からみた定型発達の人についての解説本は少ないようです。そんな少ない一冊に当事者が書いた『アスペルガー流人間関係』（東京書籍）という本があります。ここでは、「定型発達症候群」という考え方が提唱されています。

定型発達症候群には次のような特徴が見られます。

①社会の問題への没頭：周囲に馴染むことを最優先事項とみなし、集団を形成すると社会性

や行動が硬直する。

②優越性への幻想：自分の経験する世界が唯一のもので、正しいものであるとみなす。

③一人でいることが困難：他人と一緒にいることが多く、仲間に入らないで一人でいることが苦手である。そして、人といるときには必ず何か話さないではいられない。

④率直なコミュニケーションが苦手：本音を言わず、建前を優先する。

⑤論理を欠いても平気：言動に一貫性がなく、状況によって対応を変える。

こうして特徴を挙げられると、自閉スペクトラム症の人たちからすると定型発達の人たちがいかに不思議な存在に見えるか想像できるでしょう。

自閉スペクトラム症の人を支援しようとするとき、定型発達の人たちと同じように登校したり、働いたりする、ということを目標にすえがちです。でも、本当にそれでよいのでしょうか。

自閉スペクトラム症の人たちは周囲の言動に左右されず、嘘をつかず、自分の信念に従って正しいと思った方向に突き進みます。そう考えると、自閉スペクトラム症の人たちのほうが自立した人間で、定型発達のほうがよほど他者に依存し、主体性に欠ける生き方をしているのではないでしょうか。

自閉スペクトラム症の人たちへの支援は、定型発達と違うところを矯正しようとする方向を改める必要がありそうです。むしろ、彼らが訴える生きづらさを今の社会の問題点を浮き彫りにしてくれるメッセージとして大切に受けとるべきでしょう。

彼らの言葉は定型発達の人たちが抱える常識をゆさぶり、人間らしい生き方とは何かを考え直す機会をくれているのです。

## 孤独に弱い人がいてもいい

美月さんは自傷行為があって精神科を受診しました。

幼稚園では聞きわけがよく、年下の園児の世話をよくしていたそうです。小中学校でも優等生だったとか。

高校にはトップクラスの成績で入学し、美術部に入りました。ところが学校に馴染めず、手首をカッターで繰り返し切るようになりました。そのため精神科に通うようになったのです。

しばらくして美術部の先輩との交際が始まりました。そうすると放課後はもちろん、休日にも彼の自宅に入りびたりです。彼氏が他の女子と会話している姿を見ようものなら怒って激しく詰め寄ります。これはさすがに度が過ぎているということで両親から叱られ、無理やり別れさせられてしまいました。高校も通信制に転校させられてしまいます。そうなるとまた再び自傷を繰り返すようになり、とうとう深い傷を作って外科で縫合を受けるまでになってしまいました。

アルバイトを始め、今度はそこで知り合った成人男性と交際することに。そのことが両親に知れて、またも別れさせられてしまいます。すると、その直後に病院で処方された精神安定剤をたくさん飲んで自殺を図ったのです。そのため入院することになりました。

美月さんの父親は会社では部下の面倒見もよく、まわりからとても慕われているのですが、家庭では毎晩のように酒を呑んで暴言を吐き、暴力を振るいます。母親は夫の機嫌をとることに精一杯で子どもたちに関心を向ける余裕がありません。

美月さんは中学生になるまで何かあると父親からしつけだと言われて叩かれました。いつも父親の機嫌をうかがってビクビクしていたといいます。成績がよかったのも父親が望む「よい子」になろうとひたすら勉強に励んだせいでした。

中学まではそれでなんとかなったのですが、高校に入学してしまうと目標を見失って、なんのために生きているのだろうと思い悩むようになったということです。

「ただ親の言いつけにしたがって気に入られるばかりの自分でいいのだろうかと思うようになりました。自分には自分らしいところが何もなく、親しい友だちもおらず、とても寂しく、孤独に思えてしかたありません」

美術部の先輩に出会ったのはそんなときでした。彼は美月さんの話を批判することなく、なんでも聞いてくれたのです。先輩の前では自分を飾らずに素の自分でいられる。それで惹かれていったということでした。

アルバイト先で知り合った男性はというと自分よりも経験が豊かで物知り、美月さんの疑問にすべて答えてくれて、とても頼もしく思えたのだそうです。

「私は孤独に弱い人種だと思います。一人になると極端に孤独を覚えて死にたくなります。だからいつもやさしくしてくれる誰かを求めています。こんな人種が人類の中にいてもいいと思います」

美月さんに限らず、どんな人でも孤独を感じることがあります。大切な人と別れたとき、慣れ親しんだ場所を離れて新しい学校や職場へと移ったとき、自分の意見が誰からも受け入れられなかったとき、人に対する期待が裏切られたとき……。そんなとき、ふと孤独を感じるのではないでしょうか。もちろん、このような孤独感は一時的なもので長く続くものではありません。ですので、私たちはそんな孤独感をよくあるありふれたものとして受け流しながら生きているわけです。

人間が不安や孤独を感じるようにできているのはなぜでしょう。不安にせよ孤独にせよ、そんなことを感じないほうが幸せなような気がします。ですが、そうした感覚はずっと人間に備わってきました。そうした弱みが消えずに残っているのは、それに利点があるからでしょう。

ちょうど痛みがより大きな危険を察知し避けるための警報になっているのと似ています。苦しいほどの孤独を感じるからこそ人は孤立を避け、他人とのつながりを求めるようになるわけです。そうやって互いに集団を組むような仕組みになっている。集団を組めばより大きな危険から自分の身を守ることができるようになり、子孫を残すことができるのです。

美月さんは、その極端な人間関係の持ち方から境界性パーソナリティ障害だと考えられます。とはいえ、その心の働きはある意味で自然なものです。強い孤独感を覚えれば誰かと一緒にいて安全や安心を確保しようとする。その極端な行動は症状と呼べるものですが、必死になって生きようとしている証でもあるのです。そう考えると「孤独に弱い人種」ならではのひとつの生き方だととらえることもできるでしょう。

境界性パーソナリティ障害では精神的な成長が治療のカギになります。「異人種」という見方も彼女の心の成長を支えるキーワードになればいいと願っています。

## 地球を離れて生活したい

太一君は他人に暴力を振るうということで精神科にやってきました。

未熟児で生まれ、歩き出すようになってからも落ち着きなく、買い物に連れて行くと必ず迷子になっていたということです。幼稚園では他の園児とうまく遊べず、物の取り合いになっては相手の腕に噛みつくような騒ぎを起こしていました。母親は幼稚園の先生から「子どもに対する愛情が足りない」ときつく言われていたということです。一方、父親は言い出すときかない太一君を叩いたり首を絞めたりしたということですから、穏やかではありません。

小学校でも同級生を叩く蹴るということがしばしばあって、相手に怪我を負わせたこともあるそうです。小児科の発達外来にかかったこともありますが、そのときは「しばらく様子を見ましょう」と言われただけでした。

中学校に入ってからも思いどおりにならないことがあると暴れだし、同級生を殴る蹴るなどの暴力がしだいにエスカレートしていきました。そのため中学二年のときに精神科に連れてこられたのです。

「僕は相手に腹が立つと昔お父さんに叩かれたことを思い出し、さらに腹が立って相手を殴ってしまいます。本当は他人を殴ったり蹴ったりしたくありません。でもこの地球上ではどこに行っても人間がいるので暴力を振るってしまうんです。人間がいることがわずらわしく地球で生きていることがつらい。地球を離れて生活したい」

そんなふうに大人びた口調で自分について話してくれました。

話を聞いていると、生まれつき多動で衝動的であったことに加え、父親から繰り返し体罰を受け、その記憶が鮮明に残っていることが暴力とも関係しているのでしょう。イライラすると受けた体罰の記憶がよみがえり、些細なことから暴力に発展してしまう様子がうかがえます。相手の言いぶんをよく聞き自分の意見を伝えて折り合いをつけるということができません。モヤモヤしてきたらすぐにその気持ちを発散したくなってしまうのです。

このような人間関係の持ち方を本人もよいとは思っていません。そんな思いが「地球を離れて生活したい」という言葉に現れているのでしょう。暴力を振るった後も決して気持ちがスッキリするわけではないのです。他人との争いを避けるために地球を離れたくなるのもわからなくはありません。自分を支配し認めようとしないこの地では生きていけないという思いもあるのでしょう。ありのままの自分が認められ自分の気持ちが大切されるような関係を強く望んでいることがうかがえます。


**体罰などの厳しい躾を受けて育った経験が、思春期を迎えたときに男子は他人への暴力行**

為として女子は自傷のように自分に向かう暴力として現れる。そんなふうにみえるときがあります。まるで力で解決するという方法を学習してしまったかのように。

当たり前かもしれませんが、子育てでは子どもたちの考えをよく聞き、大人から意見を伝えて互いに折り合いをつけるという手順を踏むことが大切です。時間がかかり面倒なことではありますが、子どもたちからすればそうした行いのひとつひとつが大切に扱われる体験の積み重ねにつながるのです。子育ては効率だけで計ってよいものではありません。

## 私の辞書には「愛される」という言葉がない

千夏さんは不登校ということで精神科を訪れました。

二歳上の兄が病弱なため、千夏さんは近所の家に預けられることが多かったということです。三歳から保育園に預けられましたが必ず泣いてしまい、母親のそばを離れようとしませんでした。

小学五年のとき仲の良かった友だちに誘われて一緒に吹奏楽部に入りました。そのまま中学校でも吹奏楽部に入ってフルートを担当しています。フルート担当は彼女を含めて三人ですが、残り二人の仲が悪く練習のやり方や演奏の仕方などでいつも喧嘩になってしまいます。顧問の先生からは「二人が喧嘩にならないようにしっかり見守ってほしい」と頼まれました。

けれど、いくら二人の間に入っても喧嘩を止めることはできませんでした。そのような状況が二週間ほど続いたころ、授業を受けていると先生の話がだんだん遠くで聞こえるようになり、息をすることができなくってしまいました。気がつくと保健室で寝ています。

そのような状態が授業のたびに起きるので学校に行けなくなってしまい、中学二年の三学期になって精神科にやってきたのです。

「吹奏楽を本当にやりたいわけではありません。なんとなくまわりに流されて入部したんです。他の人たちよりも下手なので一生懸命練習しましたが、いくら練習してもなかなか追いつくことができません。部活を心底楽しいと思ったことはありませんでした。本当に仲の良い友だちが学校にいるわけでもないので」

学校や部活で疲れて帰宅しても千夏さんの気持ちが休まることはありません。というのも父親が横暴に振る舞うからです。父親は出張が多く普段はほとんど家にいないのですが、帰ってくると家族を自分の思いどおりにさせようとするのです。たまに帰宅したときは母親と一緒に怒らせないよう気をつかわねばなりません。母親は文句を言うことなく、ただ黙々と家事をこなすだけです。

「お父さんからほめられたことは一度もありません。勉強や吹奏楽でよい成績をあげてもいつももっとがんばれと言われました。がんばってもがんばってもお父さんに認められることはないんです。お母さんからは何も言われたことがありません。テストで一〇〇点をとっても吹奏楽の演奏会で入賞しても何も言ってくれません。私に関心がないのだと思います」

さらに続けて、こう言います。

「この家に育って自分が本当に必要とされ愛されている感じがしないのです。誰も私を認めてくれないし私に関心を向けてくれない。だから私の辞書には『愛される』という言葉がないんです。誰かに本当に愛されたいといつも思っています」

千夏さんは父親からも母親からも本当の愛情を与えられることなく過ごしてきたのでした。一見しっかり者のように見えますが心の中は自信のなさでいっぱいです。まわりが信用できず、仲の良い友だちもできません。そんな生活が限界に達して授業中に気が遠くなり、息ができなくなる症状が現れるようになったのでしょう。

**私たち大人は、おなかがすいたりオムツがぬれたりして泣いている赤ちゃんを愛おしんで大切にかかわります。赤ちゃんは自分では何もできないけど、その存在を認められているわけです。**

**その一方で、早く歩けるようになってほしい、早く言葉が言えるようになってほしい、早**

く字を覚えるようになってほしいと、どこかで成長が早ければ早いほどいいという考えにも縛られています。学校に上がれば勉強や運動でよい成績を上げることを望む気持ちがそれに拍車をかけます。期待どおりにいけばほめてねぎらいますが、子どもたちの側からすればそれは条件づきの愛情に見えてしまうのもしかたありません。

当たり前のことではありますが、勉強や運動などはその子の特性のほんの一部にすぎません。一部をとりだしてほめるのではなく、ありのままの子どもたちを認めてあげる、それを忘れないようにしたいものです。能力のあるなしにかかわらず自分のことを大切にされた経験を重ねることで、子どもたちは他人の言葉に耳を傾け、気持ちを酌むことができ、他人を大切にできるようになるのです。

## 5　お父さん、お母さん、私をもっと見て

思春期の子どもたちの精神的な問題は親との関係を抜きにして語ることはできません。生まれてから思春期に至るまで、子どもたちは親に守られ、親に依存し、そして親に反抗して育つものです。

思春期に至ると、小学生までとは異なり、親を一人の人間として見るようになります。それまで親は絶対的な存在で言うことはすべて正しいと受け止めていたのが、思春期になると生身の人間として親を観察し、自分なりの経験からときには辛らつに評価するようになります。それは親をよく見ているということでもあって、逆にさまざまな気遣いも見せるようになるものです。

診察室では、子どもたち自身も扱いかねるような、親に対するそんな複雑な思いが顔をのぞかせます。

## 姉にうれしそうにする母

菜々子さんは中学生のとき不登校ということで精神科を受診しました。

三歳上に姉が一人います。

赤ん坊のころは夜泣きが激しくて手がかかったということです。幼稚園でも最初の半年間は登園をしぶり、毎朝大泣きを繰り返していました。さらに登園しても他の園児の中に入っていくのは苦手だったようです。四歳のときには母親が乳がんの手術を受けています。母親の入院中は姉とともに母方の祖母にあずけられていました。

小学校に入った直後から腹痛や吐き気を覚え、ときどき学校を休むようになりました。そのため小学三年のときに近くの小児科クリニックを受診しましたが、異常はないということでした。

中学校では吹奏楽部に入部しました。しかし五月の連休明けから腹痛と吐き気が出現するようになり、登校できなくなりました。そのため小児科からの紹介で精神科を受診したのです。

「学校に行きたい気持ちはあるのに朝になるとおなかが痛くなり、吐き気も現れます。勉強に遅れたくないのに」

菜々子さんはそう述べていました。その後、三ヵ月ほど通院を続けるうちに、こんな話を打ち明けてくれたのです。

「実は中学校入学後、教室では同じ小学校出身の女子同士のグループがすでにできていて、私が入れるグループがありませんでした。他のクラスに同じ小学校出身の仲の良い子がいるけど、なかなか会いに行けません。お父さんからはずる休みと言われてしまうのでつらい」

さらに続けてこんなこともあったようです。

「私の中学校の吹奏楽部は大会でいつも入賞している学校です。それで部活の出欠にはとても厳しくて、学校を休んでいると同じ部活の子からどうして登校できないのと何度も電話やメールがきます」

菜々子さんはその後もときどきしか登校できません。中学一年の三学期のとき、部活の三年生を送る会に誘われて参加。部活の仲間が暖かく迎えてくれて楽しい時間を過ごすことができました。中学二年に進級してクラス替えがあってからは休まず登校できるようになって、地元の高校に進学しました。

一方、姉は勉強が特別できるというわけではなく、小中学校時代から友だちと遊んでいることが多く、ごく普通の子どもでした。しかし高校入学後から将来は生物学者になりたいという夢を持つようになり、勉強に一生懸命に励むようになりました。その結果、急に伸びて学年でもトップクラスの成績をあげるようになったのです。

姉は菜々子さんが高校に入学すると同時に電車で一時間かかる町の国立大学に進学し、一人暮らしを始めています。

このころから菜々子さんは母親の態度の変化に気づいたそうです。

「姉が優秀なので、母は姉ばかり大切にしていることに気づきました。たまに帰ってくる姉の姿を見ると母はうれしそうな顔をします。ずっと一緒に暮らしている私の前ではため息ばかりです。そんなに私は母の重荷なんでしょうか。悲しくなります」

そう言って涙を浮かべました。

いつも通院に同伴しているので母親にも事情をうかがってみます。

「菜々子は私がいつも姉ばかり大切にしていると不満を言ってきます。これまで姉妹を差別したことはないつもりです。ですが、自分で言うのもなんですが私は成績が良いほうで、大学に進学したいと考えていました。親にも訴えたのですが、経済的な事情で実現しなかったのです。菜々子の姉をみていると昔の自分をつい思い出してしまいます」

そんなふうに母親は素直に気持ちを打ち明けてくれました。

その後、菜々子さんは看護師になりたいということで、高校卒業後、看護の専門学校に進学しました。

菜々子さんの母親は姉妹を比べて育てているつもりは決してありません。ただ、自分が大学進学をあきらめたという事情もあって無意識のうちに成績の優秀な姉に期待をかけ、そちらに関心を向けがちになっていたのでしょう。姉も、その期待に応えてがんばったのだと思われます。

子どもを目の前にすると満たされず悔しい思いをした過去の自分の体験を思い出し、つい重ねてしまう親もいるでしょう。満たされなかった自身の心を満足させようと、どこかで無意識のうちに対応が偏ることもあるかもしれません。

菜々子さんもそんな母親の気持ちを敏感に察し、姉が帰ってきたときの母親の表情の変化を見逃さなかったのだと思います。

## スマホを見てばかり

優香さんは中学生のとき過呼吸の訴えで精神科を訪れました。

小さいころは手がかからず、発達の遅れもなかったそうです。幼稚園では男女を問わず誰とでもよく遊ぶ子でした。小学校に入ってからも活発で運動が大好きだったといいます。小学五年生のときに仲良しの女子グループから仲間はずれにされ、いっとき登校を嫌がったそうですがすぐに仲直りしたとのこと。

中学一年生の五月、卓球部での練習中に過呼吸で倒れて救急車で搬送されました。体の異常は認められなかったのですが、その後、授業中にも過呼吸を起こして頻繁に保健室で休むようになりました。学校で過呼吸を起こすたびに近くの小児科にかかったのですが、異常はみつかりません。そのため二年生になってから精神科にやってきました。

診察で話をうかがうと、過呼吸を何度も起こしているわりに優香さんは症状のことでひどく苦しんでいる様子がありません。部活内の人間関係で悩んでいたとのことですが、母親に相談することもなく、自分一人でなんとかしようとがんばっていたようです。

「母は私の話を聞いてくれません。私には食事中くらいスマホを見るなと言うのに、自分自身がいつもスマホを見ていて、私の話なんか全然聞いてくれないんです。私に言ってくることと自分でやっていることが違うので腹が立ちます」

精神科に通ううち、過呼吸の症状は徐々にみられなくなりました。母親ともいろいろ相談できるようになったとのことです。高校に入学し、保育士を目指して目下勉強中です。

最近になって、スマホ・ネグレクトという新しい言葉が一部の研究者によって提唱されるようになりました。親がLINEなどに夢中になってしまい、赤ちゃんが泣いていることにも気づかず、放置が繰り返されるような状態を指します。背景には親のスマホ依存が隠れていると考えられているようです。子どもたちにおいてスマホ依存が広がっているのではという指摘はすでになされていますが、この問題は何も子どもたちに限ったものではなく、親が陥っているケースも少なくないと思われます。そのような親はゲームアプリやＬＩＮＥ、Facebook、Twitter といったＳＮＳを絶えず気にしていて、目の前の子どものことをおろそかにしてしまいます。

こうしたスマホ依存がどうして起きるのか。ひとつには親自身の人間関係のあり方があげられます。相手にどう思われるのかということを気にするあまりＳＮＳから目が離せなくなり、連絡が届くとすぐに返信せずにはいられなくなってしまっているとしたら、すでに危険な状態と言えそうです。

母親がスマホ依存に陥っているとき、最大の犠牲者と呼べるのは思春期の女の子でしょう。思春期の女の子は、反抗的に見えることがあっても母親と話をしたがっています。彼女たちにとって困ったときに頼れる最後の砦が同性である母親です。その母親がスマホに熱中していては相談のしようがありません。

「お母さんは私よりもスマホが大事なんでしょう?」

そんなふうに問いつめたくなるのも無理はありません。

相談もできず何も言えなくなった子どもたちは、つらい思いを心の奥に押し込めることになります。それが限界に達すれば、やがて不登校や過呼吸や自傷といった症状や問題行動のかたちで抱えている問題が表面化してくることになるでしょう。

## 父は僕に無関心だ!

航君は中学生。母親に暴力を振るうということで精神科を受診しました。

生まれたときは仮死状態で大変だったそうです。歩きはじめたのは一歳でしたが、言葉が出るのは遅れ、三歳になってようやく二語文が言えるようになりました。保育園では常に落ち着きがなく、買い物に連れていくと必ず迷子になったとか。

小学校でも授業中に立って歩き、教室から抜け出してしまうこともしばしば。そのため高学年では特別支援学級に在籍することになりました。

中学校でも引き続き特別支援学級に通っています。ただし、しだいに落ち着きをみせるように。一方で、中学一年生の二学期になってから頭痛や腹痛を訴えて学校を休むことが増えました。

そのうち母親の言動が気に入らないと母親を殴ったり蹴ったりするようになったのです。そのため中学二年のときに精神科にやってきたのでした。

父親はトラック運転手で家を留守にしがちだそうです。通院するようになってからも母親への暴力はおさまらず、数回入院を繰り返しましたが、父親が同伴することはありません。

「お母さんがしつこく学校に行きなさい、部屋の片づけをしなさい、宿題をしなさい、早くお風呂に入りなさいと言うので腹が立つ。何度も言わなくてもわかっているのに」

航君は、母親に暴力を振るう理由についてそんなふうに述べています。

中学三年生の春になって、夜遅くまで自宅でゲームをしていることに母親が「いつまでゲームしてるの。早くお風呂に入りなさい」と叱りつけました。

それに腹を立てて殴りかかり、肋骨を骨折させてしまいました。それだけでは気持ちがおさまらなかったのか、居間のカーテンを引きちぎり、テレビも壊す事態になりました。たまらず母親が警察に通報したため、警察官につきそわれて病院に連れてこられることになったのです。

ところが、入院直後から母親に向かって「ごめんなさい。お母さんに大変なことをしました。もうしません」と何度も泣きながら謝ります。入院中は病棟のルールを守り、落ち着いて過ごせるようでした。

入院してから一ヵ月たち、航君はこんなことを漏らしました。

「お父さんは僕に関心がないんだ。僕とお母さんが喧嘩になっても何もしてくれない。僕が暴れても一緒に病院に行くのはいつもお母さんばかりだ。お父さんは何もしてくれない。それで僕はお父さんに『何もしてくれないのか』と言ったら、『じゃあどうすればいいのか』と逆ギレされた」

そこで、こうした彼の気持ちを主治医のほうから両親に伝えてみました。父親がより積極的に航君に関わるように変わったのは、それからです。

すると激しい暴力がしだいにおさまるようになり、無事に高等支援学校に進学しました。

航君の父親はこれまで息子と接することが少なく、子育てをすべて母親まかせにしてきました。航君が暴力を振るっても自分から進んで登場することはありませんでした。そんな父親の登場を航君はどこかで期待していたのです。自分のことを真剣に考え、行きすぎた行為を繰り返す自分を叱り、暴力を抑えてくれるように、と。

母親の負傷という代償は払いましたが、その心中が明らかになることで、ようやく親子の結びつきが深まったと言えるでしょう。

☞精神科を受診する子どもたちと接していて気づくのは、仕事熱心で休日も留守がちな父親が少なくないということです。

平均的な男性像といってしまえばそれまでですが、家庭内の争いに直面することを避けているようにも映ります。家族と一緒に過ごすことがあまりなく、妻と子の対立を見てみぬふりをして子どもと向き合うことをおろそかにしているようなのです。

ふだんがそんな状態なのに、慣れないことをしようとして一方的に子どもを叱ったり、自分の考えを押しつけたりして、事態がいっそう混乱するということもよく見かけます。

父親がいかに母子の間に介入していくかべきか。決まりきった方法というものはありません。臨機応変が大切で、難しい課題といえるでしょう。それでも子どもたちは父親の登場を常に待ち望んでいるのです。

## 父になんと言葉をかけたらよいのだろうか?

一輝君は高校一年生のとき不登校のために精神科を受診しました。

歩きはじめに遅れはありません。ただ、言葉の発達が遅かったようで二語文が出てきたのが三歳のときだったということです。

保育園のころから引っ込み思案で他の園児にあまりかかわろうとせず、自宅でのブロック遊びが大好きでした。また掃除機や花火の音をひどく怖がったそうです。小中学校を通して友だちも少なくおとなしく過ごしていました。

高校に入ってからも、なかなか友だちを作ることができず、休み時間は教室でマンガを読んで過ごしたということです。

五月の連休明けになり、学校を休み出したことから精神科を受診しました。あとでわかったことですが、教室に入ると同級生が自分をジロジロと見て悪口を言っている感じがするようになったのだそうです。

休みだしてから父親からは「甘えるな。根性出して学校に行け」と繰り返し怒鳴られました。そのため、父親が家にいると何か言われるのではないかとたいへん緊張します。

その一方で父親のことを心配もしていました。

「お父さんは仕事で疲れたと言って帰ってきてもすぐにパチンコに出かける。疲れているなら、もっと自宅で休んでいたらいいのに。休まずに出かけているお父さんのからだのことが心配です。でも、パチンコがお父さんのストレス発散になっているのなら止めることもできないしなあ。お父さんになんと言葉をかけたらよいのだろう」

そんなふうな気づかいを話してくれたのです。

通院を重ねているうち、しだいに父親も一輝君のつらい心境を理解してくれるようになりました。父親の後押しもあり、通信制高校への転学を決心します。

その後、転校先の高校を無事に卒業し、もともと興味のあったデザイン関係の専門学校に進学しています。

子どもたちは、親の表情や態度、行動といったものを親が想像している以上によく観察しています。なかには親のことをあれこれと気づかい疲れ果ててしまうような場合も見聞きします。

よく考えてみると、これはおかしな話です。本来なら子どもたちこそ親から気づかわれるべき存在ではないでしょうか。子どもは親と比べて知識や経験に乏しく、経済的にもまだ自立していないのですから。

けれども、精神科を受診する親子には、こうした本来あるべき関係がうまくいかなくなっていて、なぜか子どもが親を気づかっているというケースを見かけることがあります。

親が喜ぶような言葉や行動を先取りする、親から怒られたり嫌われたりしないように嫌なことでも懸命に取り組む、そんな姿を見かけます。父親と母親とが不仲のとき、間に入って無理に明るく振る舞っていることすらあります。

そのような状況に置かれた子どもたちは、自分の本当の気持ちを心の片隅に追いやるようになってしまいます。

親の気持ちより自分の気持ちを最優先に行動する。それが本来の子どものあり方のはずです。それが許されているのが子どもというものではないでしょうか。

子どもらしく振る舞えず、不相応なほどにまわりの大人への配慮を求められる、そんなふうに早い時期から大人になることを強いられている子どもたちが思春期外来では目につくのです。

## 母に具合が悪いと言えない

亜美さんは女子高校生のとき不登校ということで診察に訪れました。

一歳のころから保育園に預けられましたが人見知りが激しく、保育士の陰によく隠れていたといいます。小学校に入学してからもなかなか同級生の中に入っていくことができませんでした。もっとも少数ながら友だちはいたようです。

中学校では、朝になると頭痛や腹痛を訴え、学校をときどき休みました。そのたびに母親から「根性が足りない。どうしてもっとがんばれないの」と叱られたそうです。

高校では同じ中学校出身の子と仲良くしていましたが、相手が他の女子生徒と親しくなってクラスで孤立してしまいました。

高校一年生の五月の連休明けから頭痛や腹痛を訴えて学校を休み出したため、精神科を訪ねてきたのです。

「女子は大変なんです。仲良しのグループの中で上手にやらないと。相手が言葉にしなくてもその気持ちをわかることが必要なんです。かといって自分のほうから言いすぎてもまわりから白い目で見られてしまいます。言いたいことを我慢して、まわりに合わせることが大事なんです」

そう彼女は言います。

「でも、具合が悪くてもお母さんには学校を休みたいと言えません。だって、すぐに怒りだすから。友だち関係の悩みも言えません。お母さんはちゃんと最後まで話を聞いてくれないんです」

幸いにも、その後は少しずつですが母親と本音で話ができるようになりました。高校を無事に卒業し、福祉関係の専門学校に進学しています。

思春期の女子は、相手のしぐさや態度から相手が言葉にしない気持ちを読み取ることが重要になるようです。けれど、相手のすべてをしぐさや態度から理解するのは到底不可能です。誤解が生じるおそれさえあります。相手が廊下ですれちがっても声をかけてくれなかったとき、こちらに腹を立てているのか、それとも単に考えごとをしていて気づかなかったのか、本当のところはわからないのですから。自分の気持ちを二の次にして相手の気持ちを考えなくてはならない、そんな付き合いを続けるのは大変です。

こうしたとき頼りになるのが女子の大先輩である母親です。そのわりには当人が大変な決意をして相談しているにもかかわらず、

「何を言ってるの、しっかりしなさい」

「誰にでもあることよ」

「どうしてそんな子と付き合うの?」

「あなたが何かしたからじゃない?」

「女の子ってそういうものよ」

と軽くあしらわれてしまうことが多いようです。

そうすると、当人としてはこれ以上相談する気にもなれません。最悪の場合、自分が悪いのではと受け止めることすらあります。

「どうせしょうがないこと」

「ばかみたい」

「騒ぐほどではない」

と、悩みを心にしまい込んでしまいます。しかし、そんなことが積み重なればいつか限界が

くるでしょう。いつしか表面化し、頭痛や腹痛、不登校、自傷といったより目立った問題に発展しないとも限りません。

思春期の女子が友だち関係の悩みについて相談してきたら、まわりの大人はどうか簡単にあしらわないでほしいと思います。思春期は人生の中で最もコミュニケーション技術が求められる時期なのですから。その大変さにじっくりと耳を傾けてあげてほしいのです。

## お盆や正月は我慢の行事

優斗君は中学生のときに不登校を心配され、精神科を訪れました。

生まれたときは未熟児で仮死状態でしたが、その後はとくに問題なく育ったということです。保育園ではおとなしく、自分からは積極的に他の園児の中に入っていけませんでした。ジャンケンで相手に勝ちを譲ってしまうこともあったといいます。小学校でもそれはあまり変わらなかったようです。

中学校入学と同時に父親が単身赴任することになりましたが、そのころから体育や美術のある日に必ず学校を休むようになりました。母親が車に乗せて無理やり学校まで連れてくるのですが、降りようとしません。しばらくすると、体育や美術のあるなしにかかわらず休むようになりました。自宅ではアニメに没頭しています。学校を休む日が多くなったため中学一年の三学期に精神科にやってきました。

受診してから半年が経ったころ、

「親は将来よい仕事に就けるようにと言って、学校に無理やり行かせようとするんです。親の言う幸せな人とは給料が高い人のことのようです。でも僕には給料が高いことが幸せには思えない」

そう言い出しました。

中学二年の二学期から不登校学級に転校。少人数クラスになったこともあって休まず登校できるようになりました。

その後、通信制高校に入学しましたがクラスに馴染めず、一ヵ月で不登校となり、結局、退学してしまいました。

自宅にひきこもるようになってから、こう言います。

「お盆と正月に自分の家に親戚が集まる。僕のことをよく知らない親戚のおじさんとおばさんは、僕がどうして学校に行かないのか、仕事はしないのかということを繰り返して聞いてくる。聞かれるたびに同じ答えをしなくてはいけないので腹が立つ。僕にとってお盆と正月は年二回の我慢の行事です」

ただ、それだけではなかったようです。

「でも、おじさんの中に一人だけ定職に就かず、お金が貯まると海外旅行している人がいる。そのおじさんから『今の優斗はこのままでいいんだよ。必ずこの先やりたいことが見つかるよ。自分を責めずに毎日を楽しく過ごせばいい』と言われました。それを聞いてなんだか元気になりました」

その後、高校卒業認定試験を受けて福祉関係の専門学校に進学し、今は介護士として働いています。


☞お盆や正月は親戚が集まる時期であり、普段は疎遠な大人たちと出会う機会です。不登校などで学校生活がうまくいっていない子どもにとって、親戚のおじさんやおばさんからあれこれと聞かれたり、常識を押しつけられたりと嫌な思いをすることもあるでしょう。まれに小遣いをくれる人もいるかもしれませんが。

思春期の子どもたちにとって心を開きやすい相手は、おじさんやおばさんといった「斜めの関係」の人であるといわれています。親子は上下関係であり、どうしても反発しがちでしょう。優斗君にとって、自分の両親が考えるような生き方からはずれたおじさんの話は、勇気づけられるものだったに違いありません。

おじさんという立場は親ほどの責任もなく、かといって世間体を気にするような間柄でもありません。だからこそ、気楽に話ができるのです。周囲に「斜めの関係」の人たちがたくさんいれば、子どもたちにとって救いとなることでしょう。ただ、最近は親戚との結びつきも薄くなっているようで、こうしたおせっかいなおじさんやおばさんがなかなか見あたらなくなっているのは残念です。

# 6　一生懸命な母親の落とし穴

からだが大きくなり生意気なことを言い出すようになっても、子どもたちにとって一番身近な存在はやはり母親に違いありません。

弁当作りや洗濯といった身の回りのこまごまとした世話を母親に頼りきっている子どもも多いでしょう。その日あった学校でのできごと、友だちとのやりとり、腹が立ったことなど、日常のあれこれを話す相手もまず母親ではないでしょうか。

特に思春期の女子の場合には、男子に比べて相談相手として母親の存在が大きいように見受けられます。母親とのやりとりを通じて精神的に成長し、自立を学んでいく子も多いでしょう。なんらかの理由で母親に精神的な余裕がなくなり、子どもたちの話を十分に聞いてあげられなくなることがあります。そうすると、子どもたちにもさまざまな影響が現れるものです。

注意していただきたいのですが、子どもたちの心の問題の原因が母親にあると短絡的に主張したいわけではありません。あくまで母親がさまざまな状況に追い込まれてしまうと子どもにも影響が及ぶ、そうした負の連鎖が起こりうるということです。母親を追い詰めるような状況がもしあるなら、それこそが問題であるということは強調しておきたいと思います。

## 母親のグチの聞き役

桃花さんは体重が極端に減っているということで、まわりから心配されて精神科を受診しました。

小中学校時代はおとなしく親の手をわずらわせることのない子でした。中学校では陸上部に入り、休日も惜しまず練習に励んでいたとか。

中学卒業を控え部活から引退したころから体重が増えました。そこで、高校入学後から炭水化物を制限し、ダイエットするようになったそうです。四五キログラムあった体重が三ヵ月間で三三キログラムまで減少し、生理も止まってしまいました。そのため高校一年生の夏休み前に近くの産婦人科にかかったところ神経性やせ症（摂食障害）を疑われ、精神科を紹介されたのです。そのときは身長一五二センチメートルに対して、体重三三キログラム（標準体重の七〇％）になっていました。

通院を開始してからも体重は減り続け、二七キログラムまで減少してしまいました。やせ方が激しいので入院治療をすすめられましたが、がんとして受け入れません。

「私は元気なのにどうして入院しないといけないんですか。悩みごとなどありません」

そう言い張ります。

母親が忍耐強く説得した結果、入院は受け入れましたが、診察のたびにこんなふうに問題ないと言い続けるばかり。

「元気です」

「悪いところはありません」

「悩みごともありません」

入院一ヵ月後から高カロリー輸液の点滴を始めて、ようやく体重が少しずつ増えるようになりました。

そのころにこんな話を打ち明けてくれたのです。

「お母さんとおばあちゃんがいつも喧嘩しているんです。お母さんは私と二人きりになるとおばあちゃんの悪口を言ってくるんです。私にはやさしくていいおばあちゃんなんですよ。でも、お母さんがかわいそうなので何も言わずにずっと話を聞くしかありません。そんな状態なのでお母さんには学校の友だち関係や勉強の悩みを言うことができなかった……」

桃花さんはこれまで母親と父方の祖母の間の争いにはさまれて、つらい状況におかれていたのでした。

実家は老舗の菓子店で、父方の祖母が同居して店を仕切っています。父親はおとなしく家の中では影の薄い存在でした。それもあって母親と祖母との争いが絶えず、関係はうまくいっていなかったようです。そのせいでしょう、母親は祖母についての不満やグチを桃花さんにこぼしていたということです。

言ってしまえば彼女の家では母親と娘の役割が逆転していたのでした。桃花さんは自分の本当の気持ちを誰にも言えず、心の中に押し殺すようになっていたのです。彼女の神経性やせ症の背景には、そんな事情が隠れていたようでした。

☞神経性やせ症の子どもたちは、自分の体重に強くこだわることで救われているという側面があります。発症前に勉強や部活動を過度なくらいがんばっていたという子が多いのです。

それがあるとき期待どおりの結果が得られない事態を経験します。自分はだめな人間ではないかと劣等感にさいなまれるような状況です。そんな彼女たちにとって、自分の体重はコントロールしやすいもののように映るのでしょう。

桃花さんの場合も、原因とは言えないまでもこのような事情が発症と結びついているように見えました。

桃花さんがやせることへの執着を手放し元気に活動できるようになるには、グチの聞き役という立場を捨てて、それまで目を背けてきた本当の自分の気持ちと向き合い、自分がやりたいことを見つけ出すような作業が必要になると思います。それにはもう少し時間がかかりそうです。

## 具合が悪くて早退したのに

優希さんは不登校のために精神科を受診しました。

小さいころは夜泣きが激しかったということです。幼稚園では人見知りをすることもなく、誰とでもすぐに仲良く遊んでいました。

小学校に上がっても怖いもの知らずは変わりません。思ったことを誰にでも遠慮なくずけずけと言ってしまいます。同級生に「チビ」「デブ」などと言って、しばしば喧嘩になったそうです。高学年になると自ら立候補して、学級委員長を務めることもありました。

中学校でも規則や決まりを守らない生徒に対し、厳しく注意していたようです。授業中騒いでいる生徒を注意して喧嘩になることもありました。不真面目な生徒を見ると先生にわざわざ告げに行くので、しだいにクラスで浮いた存在になってしまいました。

しかし、高校に入学したころから、自分が正しいと思ったことがまわりの生徒に受け入れられずかえって反感を買うことに戸惑い、悩むようになりました。

そんなとき授業中に突然過呼吸が出現するようになったのです。精神科を受診すると自閉スペクトラム症と過呼吸という診断がくだされました。

休みながらもなんとかがんばって登校を続けていましたが、しばしば過呼吸に見舞われます。孤独感や疎外感も消えません。三月の学期末試験初日についにがんばりがきかなくなったようで体調不良を覚え、試験の途中で早退してしまいました。

突然の帰宅に驚いた母親が「今日のテストをどうして受けなかったの？」と厳しく問いかけたそうです。

「すごくショックでした。サボりではなく具合が悪くて帰宅したのに、お母さんは私のことを全然気づかってくれません。私のことなんかどうでもいいと思っているのかも」

優希さんはそのとき感じたショックを診察で泣きながら話してくれました。

学校を休むことが多くなり、行事の前になると決まったように過呼吸が現れます。

実は母親は夫（つまり優希さんの父親です）と不仲な関係が長いあいだ続いていました。夫は帰宅後の晩酌の最中に気に入らないことがあるとすぐに怒鳴るのです。そのため、怒らせないよう、いつも気をつかって生活していました。優希さんにも夫の機嫌を損ねないようにと常日頃から言いきかせていたそうです。要するに、母親の注意は、子どもである優希さんではなく、もっぱら父親のほうに注がれていたのでした。母親には優希さんの気持ちを察する余裕がなく、早退した彼女に厳しい言葉を浴びせることになったのです。

自閉スペクトラム症の子どもたちは、その特性のために苦しい学校生活を送りがちという側面がたしかにあります。ただ、優希さんの場合は、それよりも両親の不仲のもたらしたものが大きいと言えるでしょう。子どもに発達障害が認められるとその特性にばかり注目が集まり、何か問題が生じるとその特性に原因を求めがちです。しかし、本当にそうだろうかと一度は立ち止まって考える必要があるでしょう。一日の大半を過ごす家庭がどのようなものなのか、そこにも目を向けてみることが大切です。

自閉スペクトラム症の子どもたちは苦手な学校生活を終えて疲れ切って帰宅します。せめて自宅ではくつろいだ生活が送れるようにしてあげたいものです。発達障害があろうがなかろうが、子どもにとって両親というのはそもそも大きな存在です。

発達障害の子どもたちが周囲との軋轢によって、しばしば不安や抑うつ、あるいはさまざまな問題行動を呈することがあります。いわゆる二次障害と呼ばれるものですが、親が元気で気持ちに余裕があると、こうした症状も早期に改善されることが多いのです。親のこれまでの苦労をねぎらい、気持ちの余裕を取り戻してもらうことも精神科思春期外来の大切な役割のひとつだと考えています。

## 一緒にお弁当作り

葉月さんはリストカットがやめられないということで精神科にやってきました。一歳のときに父親を交通事故で亡くしています。そのため母親が仕事に出るようになり、葉月さんは保育園に預けられて育ちました。手がかからず誰とでも遊ぶ活発な子で、小学校でもリーダー的な存在だったそうです。小学五年生のときからバスケットボールを始め、中学三年生のときに副部長も務めています。

ところが高校入学後、五月の連休明けから朝起きられず、遅刻や欠席を繰り返すようになりました。六月に入るとまったく登校しなくなり、自室にこもってしまいます。さらに夏休み明けにリストカットをするようにもなったため精神科にやってきたのです。

「夜眠れないときや悩みごとで頭の中が真っ白になったときに気づいたら前腕を剃刀で切っていました。学校はつまらない。同じ中学校出身で仲の良かった子たちは、入学後すぐに新しい友だちを作ったようです。私にはずっと友だちでいようねと言っておいて、私には内緒で他の子たちと遊びに出かけていることを知りました。すごくショックでした。教室ではいつも孤独です。勉強もそれほど好きではありません。こんな学校すぐにでも辞めたい」

そうした苦しい胸の内を打ち明けます。

「でも、私の学費のために一生懸命に働くお母さんには、こんなことは言えません。仕事で疲れているお母さんを困らせたくない。それでこのつらさを誰にも言えず、苦しさをまぎらわせるためにリスカ（リストカット）をするようになりました。リスカを一度始めたら止められなくなったんです」

リストカットを始めたきっかけは、そんな理由だったのです。

母親の帰りが遅いため夕食は菜月さんが作っていました。お昼も昼食代をもらっています。

「お母さんは早朝の勤務があるので私のお弁当を作る時間がありません。それでいつも昼食代に五〇〇円くれるんです。本当はお弁当を作ってほしいけど、忙しいお母さんには言えません」

その後もリストカットは続きました。忙しいなか、彼女の母親はほぼ毎回受診に同伴しています。母親もまた悩んでいたのです。

「私が仕事で忙しく、娘と向き合って話す時間がないのが原因でしょうか。私は一人親だということで娘に不自由にさせないようにと懸命に働いてきました。それがよくなかったんでしょうか。娘に寂しい思いをさせていたのでしょうか」

リストカットをきっかけに菜月さんの気持ちをもっと理解しようとしている様子がうかがえます。母親のこれまでの苦労をねぎらい、何か親子で一緒のことをする時間を作ってはどうかと主治医から提案しました。

その提案を受け入れた母親は、朝早起きして菜月さんのためにお弁当を作ることにしました。菜月さんも早起きして母親と台所に並びながらお弁当を一緒になって作るようになったということです。

「お弁当を持っていけるようになったのはうれしいけど、それよりもお母さんと一緒になってお弁当を作ることが楽しみです。学校のこと、友だちのこと、将来のことを、あまり時間はないのですが、お母さんとあれこれ話ができます。それで気持ちがちょっと楽になった気がします」

菜月さんは嬉しそうに報告してくれました。

その後なんとか高校を卒業し、飲食店の仕事に就きました。仲間に恵まれて今は楽しそうに仕事をしており、リストカットもほとんどみられなくなりました。

今の社会は子どもも大人も忙しい毎日を送っています。菜月さんの母親のように仕事を持っている母親なら、なおさらのことでしょう。そんななかで菜月さんのリストカットが始まっています。

二人が一緒に台所に並んで弁当作りを開始してから菜月さんは母親に気持ちを打ち明けるようになり、その後リストカットがみられなくなりました。

☞子どもと大人がもっと向き合うことが大切である、とよく言われます。顔と顔を突き合わせて直接向き合って話そう、というわけです。でも、実際に正面から向き合って、子どもたちは本当に自分の気持ちを打ち明けられるものでしょうか。

あらたまってそんなふうに真正面から語ろうとする必要はないのです。むしろお互いが横に並んで同じ作業する、そうすれば無理せず会話もできますし、本音を打ち明けやすくなるでしょう。

菜月さん親子にとっては、それがお弁当を作りだったわけです。

あらたまって人と面と向き合って話そうとすると、緊張感や恥ずかしさから、うまく話せないものです。親子ならばなおさらでしょう。時には感情的になって、お互い傷つけ合うことすらあるかもしれません。横並びになって同じ作業をすることで子どもたちの心理的な防衛も緩み、本音を語りやすくなるのではないでしょうか。

何か問題を抱えた子どもたちに出会うと、必要な情報を時間かけずに直接的に聞こうとしがちです。親や教師は特にそうではないでしょうか。それはズカズカと土足のままで子どもたちの心の中に踏み込むふるまいです。取り調べとすら言ってもいいでしょう。

横並びになって何かをしながら子どもたちのほうから話し出すのを待つ、そんな姿勢でありたいものです。

## 休みは雨のほうがよい

愛梨さんは意識を失って倒れるという訴えで精神科にやってきました。女子中学生のときのことです。

実家は農業を営んでいて、彼女は五人きょうだいの一番上。妹が三人、弟一人がいます。赤ん坊のときは特に問題もなく、幼稚園時代も元気で活発でした。年下の妹弟の面倒をよくみていたそうです。自分のことより他人のことを気づかう大人びたところがあって、小学校でも同級生の世話をよくやいていました。

中学校では卓球部に入りましたが、先輩に厳しいことを言われるのが嫌だったということです。中学一年生の二学期から授業中に突然意識を失って倒れるようになりました。てんかんを疑われて神経内科を受診しましたが、異常が認められないということで精神科を紹介されたのです。

愛梨さん自身は自分の状態について特に深刻に思い悩んではおらず、どうして自分が精神科に来なくてはいけないのかと不満を訴えていました。

受診には毎回母親がつきそっていたのですが、通院を始めて三ヵ月経ったときのこと、こんなふうに言い出しました。

「病院の行き帰りはお母さんと二人だけなので、お母さんを独り占めできるんだよ。だから通院をもっと続けてもいいよ」

さらに連休直前にはこんなことも漏らしています。

「来月は連休があるけど、天気は雨降りのほうがいいなあ。だってお母さんの農作業が休みになって一緒に動物園に行けるようになるから。私は長女だけど、気持ちはいつも末っ子みたいなんだよ」

一方、母親はというと、こんなふうに愛梨さんを気づかう言葉が多くなりました。

「娘は小さいころから下の妹弟の面倒をよくみてくれました。文句を言わないので、それが当たり前だと思っていたんです。でも意識を失って倒れるようになってから、精一杯がんばって限界に達したのではないかと思うようになりました。なるべく娘との二人だけの時間を作るようにしたいと思います」

その後、愛梨さんは教室で倒れることもなくなりました。友だちとの間で生じた嫌なできごとも素直に母親に話すようになったそうです。無事に第一志望に合格し、今では高校生活を楽しんでいます。


愛梨さんの病気は転換性障害といわれるものです。脳波検査や脳CT検査では異常が見つからないにもかかわらず、意識を失って倒れる発作を繰り返します。過度のストレスや過酷な人間関係からくる葛藤が原因と考えられています。

　この病気の患者さんは、はじめのうち自分の抱える問題を打ち明けることもありませんし、症状について深刻に悩む様子もみせません。おそらく自分自身でも自分の抱える問題や葛藤に気づいていないのでしょう。意識的あるいは無意識的に自分の抱える困難と向き合うことを避け、精神的な苦痛をできるだけ弱め、自分を必死になって守ろうとした結果、身体に症状が現れます。

　愛梨さんのような症状は、周囲の大人からすると意図的してやっているようにも見え、演技していると受け取られることもあります。症状が頻繁に現れるようになると、大人からまたかと思われて、無視されるようなことも起こります。しかし、そうした態度はかえって症状を長引かせる要因になりかねません。こうした症状は、子どもたちが自分を守るための精一杯の反応だと考えて対処することを心がけたいものです。

## 妹弟は母の子、父は隣のおじさん、私はよその子

麻衣さんが精神科にやってきたのは高校生のとき。神経性やせ症（摂食障害）のためでした。両親と中学生の妹、小学生の弟二人の六人家族です。父親は営業マンで帰宅が遅く休日も仕事に出ていて、家ことはすべて母親まかせでした。また、母親は一番下の弟にかかりきりで手が離せない様子です。

麻衣さんは赤ん坊のころから手のかからない育てやすい子だったそうです。幼稚園でも先生の言うことを守り、年下の園児の面倒をよくみていました。家でも妹弟の世話をよくやいていたとか。

小学校では優等生として評価され学級委員や児童会役員を何度も務め、中学校でも学年でトップクラスの成績。有名進学校に入学を果たしました。

ところが、夏休み前、高校で仲良くしていた同級生が転校してしまいます。それをきっかけにしたように食べても食べても自分で吐くようになりました（自己誘発性嘔吐と言います）。そ

のため体重も減り、生理も止まってしまうようになったのです。

精神科を受診したときには、麻衣さんは身長一六〇センチメートルに対して、体重三一キログラムでした。標準体重の五七％しかありません。すぐに入院となり、高カロリー輸液が始まりました。幸い徐々に食事量も増え、体重が四五キログラムになった時点で退院となりました。しかし退院するとすぐにまた自分で吐いてしまいます。結局、三回の入院を繰り返すことになってしまいました。

一回目の入院では、悩みについて聞かれても特に思い当たるようなことはないと言っていました。

「私には悩みはない。先生は悩みごとあるのではないかと私に聞くけど、本当に何もないんです」

ようやく胸の内を明かしてくれたのは三回目の入院のときでした。

「私の家族は誰も私に興味がないんです。一生懸命勉強してきたけど、お父さんもお母さんも私のことをなんとも思ってないんです。妹弟はお母さんの子で、お父さんは隣のおじさんで、私はよその子だと思います。私は本当の家族の一員ではないんです」

そんなふうに話しながら泣き出しました。

もちろん事実ではありません。ですが、彼女の目には家族がそんなふうに映っていたのでしょう。悩みごとはないと言っていたのは決して本音ではなかったのです。両親からの愛情への飢えやきょうだいに対する葛藤が発病と深く結びついていることをうかがわせます。

その後彼女は無事に回復し大学に進学、神経性やせ症の再発はみられていません。


年の離れた幼いきょうだいがいる場合、両親、特に母親の関心は自然と手のかかる幼いきょうだいに向きがちです。手がかからない年長者、特にしっかり者とみられる長男・長女は放っておかれることになります。そうなると長男・長女は本当は寂しく思っていても我慢して、「お父さんやお母さんが大変なのだから、自分もがんばらなくてはいけない」とけなげに考え、無理をしてしまいがちです。

そのがんばりが続かなくなっとき、麻衣さんの場合は神経性やせ症という病気が現れてしてしまったと考えられます。

麻衣さんの父親は子育てにかかわらず、忙しい母親を手助けすることはありませんでした。父親にも母親にも見捨てられた麻衣さんは、自分のことを「よその子」と表現することになったのでしょう。

親はよく「きょうだい誰にでも平等に愛情を注いでいる」と言います。その言葉に偽りはないでしょう。しかし、実際にはそれがいかに難しいことか。親子を診ていると強く感じます。

# 7 学校をめぐって

最近では子どもも親も学校を休むことには昔ほど抵抗を覚えなくなりました。学校に行かない生き方を探ることも少なくありません。

だからといって学校が子どもにとって重要な場所であることにかわりはありません。勉学はむろんのこと、子どもたちが生活を送り、さまざまな人たちとかかわり、成長を遂げる場所としての意義は失われていません。フリースクールなどの選択肢に乏しい地方ではなおさらです。子どもたち自身の抱える悩みや親の養育態度など、子どもをめぐるさまざまなトラブルが顕在化しやすいのは、やはり学校という場でしょう。児童生徒や教師など多くの人とかかわらねばならない以上、親子という家族関係では隠れてしまいがちな問題が表面化しやすくなります。その意味で教師はとても大切な役割を担っていると言えるでしょう。

診察室でも学校の話題は必ず口にのぼります。それ抜きのやりとりはできないと言っていいでしょう。学校に対する子どもたちの思いはさまざまですが、共通しているのは学校の大切さをとてもよく理解しているということです。だからこそ不登校になると苦しく、悔しいのでしょう。そんな子どもたちの学校をめぐる思いを紹介したいと思います。

## 高校生であることの意味

里奈さんは高校一年生。不登校のために精神科に通っています。

保育園時代はおとなしく、自分から積極的に何かを主張することはありませんでした。小中学校は同級生が一〇人前後と小規模なところで保育園時代からの顔見知りばかり。地元には高校がなく、通学に一時間ほどかかる隣町の高校へ進学しました。

ところが、入学してすぐに教室に入るととても緊張するようになったのです。緊張のあまり帰宅後は疲れ果て、食事と入浴を済ますと何もできずにそのまま眠ってしまうというありさまでした。

夏休み明けには朝から頭痛、腹痛、吐き気が出現し、学校を休み出すようになりました。近くの内科では異常が認められないということで精神科を受診したのです。

「教室に入ると同級生にジロジロと見られたり、陰で悪口を言われたりする感じがします。

皆が笑うと自分のことをバカにして笑っているのではないかと思うのです。それで登校できなくなりました。最近は学校だけではなくスーパーやバスの中でもまわりのお客さんに見られている感じがして、外出もつらいです」

こんなふうに彼女は述べました。統合失調症を疑われ薬物療法が開始されましたが、周囲から悪く思われている感じがなかなか消えません。

通院から三ヵ月後にはこんな訴えをするまでになりました。

『死ね』『お前はいらない』『邪魔だ』という声がどこからともなく聞こえてくるようになり、つらいんです。それで本当に死にたくなります」

聞けば、「川に飛び込め」という幻聴のために家から飛び出し、そのまま川の近くまで走って行ったところを慌てて家族に制止されたこともあったそうです。

学校を休んでいるあいだも外出することはほとんどなく自室にこもったままで、日中でも窓のカーテンを閉め切っていました。

登校のプレッシャーを少しでも軽くするには休学しかなさそうです。そう勧めてみると――

「高校を休んだら自分がなんなのかわからなくなるので休学はしたくありません。今の私は高校生であることが支えなんです。高校生であることを奪われたら、今の私の存在する意味がなくなります」

彼女は泣きながら訴え、休学を拒否しました。

そのまま学校を休む日が続きましたが、自宅にいても落ち着かず、いつも学校のことが気になってしかたありません。

「出席日数や単位が足りないのでもう進級ができない」

担任からはとうとうそう告げられてしまいました。それでもなお休学を受け入れることができません。

そのまま一〇ヵ月が過ぎ、三月に入ってようやく休学を受け入れ、自宅でゆっくりと休むことになりました。


里奈さんがなかなか休学を受け入れなかったのは、自分の所属している場を失いたくないという気持ちが強く働いていたのでしょう。みんなが登校できているのに自分だけが登校できないという悔しさもあったかのもしれません。

高校生の場合、学校という居場所を失えば自身の存在そのものが危うくなります。「高校生」という肩書きはそのまま社会的な自分の立場を意味するものだからです。

里奈さんの場合、高校を退学したわけではありませんから、高校生であるということはひとまず保証されています。それを支えにしながら、これからの自分の生きる道を切り開いてほしいと思います。

## 「気にすることない」に傷つく

優奈さんは女子中学生。過呼吸に悩まされて精神科を受診しました。

赤ん坊のころに発達の遅れはみられませんでしたが、幼稚園時代、はじめのうち登園を嫌がって母親のそばから離れようとしなかったそうです。送ってきた母親がそのまま帰ろうとすると大泣きしていたのだとか。そのころは絵本が大好きで母親の読んでくれた内容をほとんど記憶していました。

小学校ではクラスのリーダー的な存在として過ごしました。

中学校に上がるとバスケットボール部に入部し、熱心に練習に打ち込んでいたそうです。中学一年の一一月、練習で遅くなり、薄暗くなってからの帰宅になりました。その途上で近づいてきた見知らぬ車の中に無理やり連れこまれそうになったというのです。

必死になって抵抗し、すぐに逃げ出すことができたそうですが、同じ色の車を見かけるとそのときの場面が脳裏によみがえり（フラッシュバックと言います）、強い恐怖感におそわれるようになりました。

怖くて夜道を一人で歩くことができなくなりました。自宅でも特に理由もなく突然暴れ出して、ときには食器や家具まで壊してしまいます。さらに授業中に過呼吸を起こして、そのたびに保健室に運ばれるようになったのです。

そこで中学二年の四月に精神科にやってきたのでした。

実は優奈さんは暴行を受けたときのことを母親や学校の先生に打ち明けていませんでした。精神科の診察室でも最初のうちは過呼吸の症状についてのみ話していたのです。

周囲に打ち明けたのは事件からずいぶん経った後、しかも仲の良い同級生の女友だちにだけでした。ところが、その友だちからもあっさり片づけられてしまったというのです。

「もう昔のことでしょう。そんなに気にすることないよ」

そんなふうに言われてしまったのだとか。

暴行について母親に打ち明け警察に被害届を出したときは、通院からすでに三ヵ月が過ぎていました。

それから一年三ヵ月が経ち、過呼吸を起こすことはほとんどなくなりました。フラッシュバックも少なくなり、高校受験に向けて勉強に集中できるようにもなっています。ただ、夜の一人歩きだけは怖いのだそうです。

優奈さんにとって暴行を受けた体験は心の対処能力を超えたものでした。そのため、さまざまな症状が出現するようになったと考えられます。こうした心に強いショックを与えるできごとをトラウマ体験と言います。

予測できない突然の危機感をともなうできごとは、それまで培ってきた自分が安全であるという感覚を著しく損ないます。そのため、事件からずいぶん経っても強い不安や恐怖が生々しく残り、自分の意思とは無関係にそのときの感覚が繰り返し甦ります。当時のできごとがまさに今体験されたかのように思い出されて、苦痛におそわれるのです。

そのことを強く訴えても、周囲の人には受け流されてしまうことがよくあります。

「気にしすぎる」

「もっとがんばって」

「暗く考えてはダメだよ」

「こんなことでそんなに落ち込まないで」

「嫌なことは早く忘れるのが一番だよ」

「まだよくならないの?」

このような言葉は本人をひどく傷つけます。なにより当人がそんなことは一番わかっているのですから。わかっていても、どうしようもなくおそってくるからつらいのです。

そういうときは人とかかわる時間をできるだけ増やし、身近にいつも自分を心配してくれる人が絶えずいてくれる状態にして、安心感を自分のうちに育むことが大切です。

つらい気持ちを打ち明けたら、話をさえぎったり、そらしたりせず、しっかりと耳を傾けて、その不安な思いを受けとめてもらえるようにお願いしましょう。当然ですが、トラウマ体験を根掘り葉掘り聞き出してくるような相手は厳禁です。詳しく尋ねられると、それがフラッシュバックの引き金になってしまうことがあるからです。自分でつらい体験を話せるようになるまでただ待ってくれる人を身近に見つけましょう。

優奈さんの例でもわかるように、たいていの場合、必ず回復できるものです。そうした未来を見失わないことが大切です。

## 女子は人の悪口ばかり

桃子さんは確認が多いということで精神科を受診しました。中学生のときのことです。

保育園のころはマイペースで他の子が庭で遊んでいても参加せず、自分がやりたいお絵描きや絵本を読んで過ごしていたそうです。小学校ではまじめで通っていて、宿題を忘れたことは一度もありませんでした。

小学五年のときに手の汚れを気にして手洗いを頻繁にするようになりました。ドアノブやテレビのリモコンなどに触れた後には、手洗いが一〇分以上欠かせません。

中学校入学後同じ小学校出身の女子同士で仲良しのグループが作られ、そこに彼女も参加しました。ただ、そのグループではグループ外の人の悪口ばかり言っていたのです。行動するときもいつも一緒に何かしなければなりません。

悪口に耐えられなくなって、桃子さんは少し距離を置くようにしました。すると遊びに誘われなくなり、しだいに無視されるようになって、クラスの中で孤立するようになってしまいました。

そのような状況で中間テストが始まりました。テスト中に腕時計を見るとカンニングを疑われるのではないか、そんな心配が湧いてたまりません。自宅でも宿題が終わったかどうか、明日の予習ができているかどうかを母親に頻回に確認するようになりました。この確認は夜遅くまで続くこともあったそうです。

そこで精神科を受診することになりました。中学一年生の六月のことです。強迫性障害の疑いということで治療が始まりました。

「頭では何度も確認しなくても大丈夫だとわかっているのに、どうしても心配になるんです。自分一人の確認では不安なので母親にも確認してもらっています」

そう彼女は自分の行動を説明していました。

はじめのうちは強迫性障害の確認の症状について話すだけでしたが、三ヵ月経ったころから友だちとの付き合いについて漏らすようになりました。

「クラスの女子とうまくいきません。女子のグループは同級生の悪口ばかり言うので嫌になります。女子よりも男子のほうがあっさりしていて付き合うのが楽です」

友だち関係の難しさについて、そんなふうに語ります。

精神安定剤のおかげもあって彼女の症状は徐々に治まり、高校を卒業するころには、他の人よりも手洗いが多少長いという程度にまで改善しています。


思春期の女子が仲良しのグループに強く拘束されるのはどうしてでしょうか。原始時代、腕力で男性にかなわない女性は、女性同士でつながることによって野蛮な男性から身を守ってきたのではないかと考えられています。その名残が現代まで受け継がれているのかもしれません。

　思春期の女子は一緒に行動し、秘密を打ち明け合い、噂話をすることで結びつきをより一層強めます。仲良しグループはいつも自分の味方であり、教室に居場所を提供してくれるのです。

一方で、仲良しグループはグループ外の人たちを無視するなど、排他的にも振る舞います。その結果、彼女たちはグループからはずれることを非常に恐れるようになります。

したがって、彼女たちは仲間のしぐさや表情から相手の気持ちを的確に読み取ることを求められています。教室での人間関係だけでへとへとになる女子も多いでしょう。

せめて自宅では疲れ切った心と体を癒せるような環境を整えてあげたいものです。親御さんには、勉強や手伝いを強いるような強い言葉を投げかけるのをちょっとこらえて、彼女たちのことを慮ってもらいたいと思います。

## 季節のない国に行きたい

翼君が不登校のために精神科にやってきたのは高校生のときでした。

幼稚園時代はおとなしい子でしたが、他の園児とも仲良く遊んでいました。ですが、小中学校ではしだいに集団生活に苦手意識を持つようになって、運動会、学芸会、遠足、合唱コンクール、修学旅行などの行事があるたびに休むようになったのです。

高校の入学式のとき急に尿意をもよおしました。式が終わるまで我慢しようとしましたが、我慢しきれなくなって式の途中でトイレに立ったのです。それをきっかけにしたように、その後は授業中に何度もトイレに行くようになりました。自宅ではそれほど尿意を感じることはありません。泌尿器科を受診しましたが異常は認められませんでした。

授業中にトイレに行くことがしだいに恥ずかしくなり、ついには学校を休み出してしまいました。そこで一年生の夏休み明けから精神科に通うようになったのです。

「狭い教室に押し込められて外に出られないとなると尿意がひどくなるんです。授業中は恥ずかしくてどうしてもトイレに行くことができません。トイレに行った後で同級生にバカにされると思います」

そんなふうに、これまでのことを説明してくれました。

両親は厳しいほうで、父親は「はってでも学校に行け」ときつい口調で叱るそうです。小学校時代には父親によく叩かれたということでした。

精神科に通い出してから尿意はやや改善し、学校を休むことも少なくなって、無事に高校を卒業することができました。

卒業後、コンピューター関係の専門学校を経てプログラマーとして働きはじめました。ところが常に自分の仕事にケチをつける上司がいるということで、三年でその仕事を辞めてしまったのです。

その後は自宅でひきこもった生活を送っています。

最近こんなことを話してくれました。
「日本の四季は美しいという話を聞いたことがあります。でも僕は季節のない国に行きたい」
季節のないほうがいいとは、どういうことなのでしょうか。
「季節が変わるごとに学校であった行事ごとの嫌なことを次々思い出してしまうんです。みんなと同じことをすることが苦手で間違ったことをしては笑われて恥ずかしい思いをしました。運動会や合唱コンクールでみんな力を合わせてとか、みんなひとつになってということがすごく嫌なんです。運動会で負けたときなんか、みんなで泣く意味がわかりませんでした」

☞運動会、学芸会、遠足、修学旅行などの学校行事は昔も今もほぼ変わらず行われています。戦前にルーツを持つものも多く、同じ体験を経ることで集団への帰属意識を高めることが目標のひとつとされます。

このような学校行事になじめない子どもたちも当然ながら存在します。そのような子どもたちの何人かが病院を受診することになるのです。

そうした人たちに話をきくと、みんなと同じ行動をしようとして全体の意図をつかみかね、先の見通しが立てられないので何をどうしてよいかわからなくなってしまうようです。わからないから嫌だというだけでなく、間違ったらどうしよう、恥をかいたらどうしようという不安も抱え、戸惑うことになるのです。

そんな状態ではとても楽しみを見出すというわけにはいきません。集団で行動するにはときに他人の助けや協力が必要となる場面があります。同級生に助けを求めることが苦手な人もいるのです。言葉にすることができず、その場に固まってしまう場合もあるでしょう。

このように考えると学校行事に参加することはけっこう大変なことなのがわかるでしょう。嫌な体験を繰り返した子どもたちは、卒業後も季節の変化とともにそのときどきの嫌な体験が思い出されることになります。

学校時代の呪縛から解放されるには現在の生活が充実したものになるしかありません。だとすると、翼君の心境が変化するにはまだもう少し時間がかかるかもしれません。

## 卒業式だけでも一緒に？

愛美さんは不登校のために精神科を受診しました。

幼稚園時代からおとなしく、他の子のあとをついていくタイプだったといいます。小学校に入ってから三ヵ月間は、朝になると腹痛を訴えて登校を嫌がりました。中学校では美術部に入り、同じ部活の女子生徒と仲良く過ごしていたようです。

ところが中学一年生の三学期になって、朝に頭痛や腹痛、吐き気を訴えることが多くなりました。さらに中学二年生の五月にかぜをひいて一週間学校を休んだのをきっかけに学校を完全に休むようになりました。

父親がなんとか登校させようとして車に乗せ、校門の前に乗り付けて降ろそうとしたこともあったようです。しかし、愛美さんは車の座席にしがみついて降りようとはしませんでした。

家では両親の喧嘩が絶えなくなり、「躾ができていないから、娘が登校できないんだ。不登校の原因はお前だ」と父親が母親を一方的に責めました。

その後も不登校が続くため、中学二年生の三学期に精神科を受診しました。

愛美さんは自分の状態についてこんなふうに言います。

「教室に入るとひどく緊張してしまいます。自分のことが同級生にどう思われているのかがとても気になるんです。朝から学校に行くと疲れ果ててしまって家に帰ると何もできず、ただ寝るだけの生活です」

通院するようになってからもなかなか登校できません。担任の先生の提案で、中学三年生になってから誰もいない空き教室に登校するようになりました。ただ、それも飛び飛びです。

三学期になって、家庭訪問のときに先生からこんな提案を受けました。

「卒業式にはみんなと一緒に登校し、卒業証書を受け取ってほしい。君ならできる」

その言葉に返事をすることができなかったようです。

「卒業式には出たいけど出られないという私のビミョーな気持ちが担任の先生はわかってない。根拠もないのに『君ならできる』なんて言わないでほしい。先生は本当に最後まで私のことをわかってない」

診察室ではそんなふうに訴えました。

結局、みんなと一緒の卒業式には出席せず、校長室で卒業証書を受け取りました。通信制高校に入学し、今は高校生活を楽しんでいます。ちゃんと通学も続けています。

どういうわけか、学校の先生は不登校の子どもたちに修学旅行や卒業式といった学校行事への参加を強く勧めるようです。学校の先生にしてみれば、修学旅行も卒業式も三年間の学校生活で一度だけの行事だという思いがあるのでしょう。なんとか参加させたいというのはわからなくもありません。「あのとき、参加しておけばよかった」と後悔させてはいけないという気持ちが働くのでしょう。修学旅行をきっかけに同級生と仲良くなって、再登校できるようになるのではという期待もあるかもしれません。

　でも、子どもたちが学校に行くのは行事そのものが楽しいからとか、大切だからとかいう理由ではないでしょう。自分のことを気にしてくれる先生がいて声をかけてくれるとか、仲のよい友だちと休み時間を楽しく過ごせるとか、そういったことが大きいのではないでしょうか。

勉強や行事ではなく、休み時間での友だちや先生との何気ないやりとりのように教室で自分の存在を認めてくれる人がいることが学校生活においては何よりも大事だと思います。そのような支えがないまま修学旅行や卒業式に放り出されても、ただ苦しいだけになってしまいます。

学校という場所は、一見、授業と行事で構成されているように見えます。しかし、本当に重要なのは、当たり前のことですがそこにいる人間同士のかかわりなのです。

## 校長先生になくて私たちにあるもの

真由さんも不登校のために精神科を受診しました。

保育園時代から手のかからない子だったようです。他の園児と仲良く遊び、保育士の言いつけもよく守っていました。小学校に入学してからもすぐに学校に慣れ、どの子とも仲良く遊ぶことができました。

ところが、小学五年生になってから朝から頭痛や腹痛を訴え、一週間に一度の割合で学校を休むようになりました。中学校に入っても五月の連休明けからときどき休むようになりました。登校しても頭痛や腹痛のため、ほとんど保健室で過ごしています。中学三年生になってからも休む日が続いたため、保健室の先生の勧めで精神科を受診しました。

「教室に入ると同級生から髪型や服装がおかしいのではないかと思われているように感じます。だから教室にいると常に緊張してしまいます。それで学校を休むようになりました」

真由さんはそう訴えます。

担任の先生の配慮もあって誰もいない空き教室で自習することになりましたが、登校できる日数は増えませんでした。

二学期になると卒業後の進路を決めなくてはなりません。両親は全日制高校への進学を強く希望していました。

しかし、真由さんは考えが違うようでした。

「私は全日制高校に進学しても毎日登校することはできないと思います。だから、通信制高校を選ぼうと思います。同級生が全日制高校に進学することは悔しいけど、今の自分にはときどき登校することで精一杯なんです」

二学期の後半になって真由さんは久しぶりに登校し、全校集会に出ました。校長先生の訓話が始まります。

「私にはなくて君たちにあるものはなんだと思いますか？　それは若さです。皆さんは若さを大切にして未来を切り開いてほしい」

「校長先生になくて私たちにあるのは……頭の髪の毛だ」

とっさにそんな考えが思い浮かびました。

診察室にやってきたとき、真由さんはこのエピソードを笑いながら披露してくれたのです。

その後、宣言どおり通信制高校に入学し、高卒後は看護師の専門学校に進学しています。

思春期の子どもたちは大人を本当によく観察しています。教壇に立って生徒たちの視線を浴びる学校の先生は特にその対象になりやすいと言えるでしょう。

小学生にとって学校の先生はある意味絶対的な存在です。しかし、中学生ともなると子どもたちは自分の考えや意見を持つようになり、必ずしも先生の言うことがすべて正しいわけではないことに気づきはじめます。先生という大人の代表のうらに見え隠れする不完全さや人間臭さとに敏感に反応するようになるのです。陰で好き放題なことを言うようになるのもその表れです。

だからと言って先生を信じていないわけではないのです。不完全さや人間臭さがあるからこそ、より身近に感じ、理想とする大人のモデルとして（あるいはまさに反面教師として）先生の一部を取り込むのでしょう。

ときに辛らつな言葉を投げかけることもあり、学校の先生からすれば、過酷に映るかもしれません。とはいえ、それが子どもたちと向き合うことを職業とする者の避けられない宿命です……と言ったら大袈裟でしょうか。

## 8　趣味があること

診察室では症状や悩みごとについての話に終始しているわけではありません。そんな診察が毎回続いたなら、やってくる子どもたちも精神科医もお互いに気が重くなるばかりでしょう。診察も最初のころであればたしかに症状が話題の中心です。症状を的確にとらえ、正確な診断にたどり着くことがまず第一に求められることでしょう。

ですが、通院を重ね、顔なじみになれば、自然と日常生活についての話題が多くなるものです。楽しいことやほっとできるときについてといった話題から治療を進めていくうえで欠かせない情報が得られることも少なくありません。

当然ながら、趣味が話題にのぼることもあります。むしろ趣味の話ができるようになることこそ、元気になった証拠だと言ってもいいでしょう。

これは子どもに限った話ではありません。たとえば、大人でもうつ病で仕事を休み自宅療養となったとき、落ち込みそうな自分を支えてくれるものは趣味なのです。仕事が趣味であるとうそぶくことなく、仕事に直接役に立たないこと、意味のないことに熱中できる、そんな余裕を持ちたいものです。

## 完璧な人はいない

杏奈さんがやってきたのは女子中学生のとき。何度も繰り返し手洗いするという訴えでした。赤ちゃんのころは布団や床に置くとすぐに泣く子で、母親がずっと抱っこしてなければならなかったとか。保育園では興味のない活動には一切参加せず、ゲームや競争でいつも一番になりたがり、負けると大泣きしたそうです。

小学校に上がると学校の規則にこだわって、それを破る同級生を注意したり先生に言いつけたりということを繰り返しました。そのため同級生からいじめに遭うこともしばしばです。中学生になるころにはクラスで孤立し、休み時間はいつもひとりっきりでした。

中学三年生のときからものに触れると手が汚れると言って手洗いを繰り返すようになりました。しだいに学校を休みがちにもなったため精神科にやってきたのです。

自閉スペクトラム症と不潔恐怖という診断で精神安定剤を処方されるようになりました。

通信制高校に入学しましたが頻回の手洗いが続き、思いどおりにならないと母親を「クソババア」とののしります。

「自分には何ごとも完璧にこなそうとする癖があるんです。手洗いもそうです。完璧にきれいな手にしたくて長い時間繰り返し手を洗ってしまいます。

お母さんが汚い手で私の持ちものを触ることが許せなくて怒鳴ってしまいます。そんなに汚れを気にしなくても大丈夫だと頭でわかっていてもどうしても気になるんです」

そんなふうに自分の状態について語ります。

そんな杏奈さんがある日の診察で次のように述べました。

「今の自分は音楽とアニメが生きがいなんです。この二つがあるので生きていけると思います。一番好きなのはジャニーズのグループのライブDVDです。CDで曲を聞くよりもずっといい。だって、ライブではボーカル、ギターやドラムを演奏する人たちが間違ったり失敗したりすることがあるから。それがいいんです。世の中には完璧な人はいないということを教えてくれます。

だから自分自身も間違っても大丈夫と言えるようになりたい。でもつい完璧を目指してしまうんです。自分も早く間違っても平気になりたい」

その後、杏奈さんは高校を卒業し、福祉関係の専門学校に進学しました。頻回の手洗いや確認はかなり改善されましたが、まだ若干続いています。

自閉スペクトラム症の子どもたちは完璧主義にとらわれやすく、物事のとらえ方が二分法になりがちという特徴があります。全か無かで考え、失敗せずに完全にできないと意味がないと受け止めてしまうのです。いつも一〇〇点満点でないとダメで七〇点では許されません。社会はもちろん学校の中でも、そんなことはどうしたって無理に決まっています。完璧さへのこだわりや白か黒かといった思考は「ほどほど」とか「まあ、いいか」といった生きるための割り切りを難しくするばかりです。

自閉スペクトラム症の子どもたちも、成長とともにこのようなこだわりに縛られていては生きていけないと気づいていきます。頭では自分のこだわりすぎがよくないとわかっているのですが、決断を迫られる状況になると「ほどほどに」「まあ、いいか」などととっさに判断できなくなるのです。

失敗を繰り返しながら、自閉スペクトラム症の人たちは、定型発達の人たちが多数を占める曖昧でわかりづらい社会と折り合いをつけながら生きていくことになるのでしょう。杏奈さんの場合、そうした完璧さを求める思考を見直すきっかけになったのが趣味だったというわけです。

## お笑い大好き

琴音さんは不登校の訴えでやってきた女子高校生です。

歩きはじめや言葉の発達の遅れはありませんでしたが、夜泣きが目立ったそうです。保育園では大勢と遊ぶことなく、一人でお絵描きをしているような子でした。手に砂がつくのを極端に嫌がって砂場で遊ぼうとしなかったそうです。昼寝の時間も大嫌いで一人で起きて絵本を読んでいました。

小中学校時代はおとなしく、数少ない友だちとのみ交流していました。中学校でも部活に入ることなく放課後はすぐに帰宅し、自宅でマンガを読んだりゲームに没頭したりという暮らしだったそうです。中学二年生のときには同級生に悪口を言われると言って登校をしばらく嫌がっていた時期がありました。

全日制高校に進学しましたが、深夜遅くまでゲームに熱中するため朝起きられず、学校を休むようになりました。そのため精神科にやってきたのです。

精神科に通いはじめてからも登校できない状態は続き進級が難しくなったため、高校二年生のときに通信制高校に移り、その後は週三回の登校日に休まず通えるようになりました。

琴音さんの趣味は、まだ売れていないお笑い芸人を応援することです。

「まだ誰も知らない無名のお笑い芸人さんを探して、密かに応援することを楽しんでいます。売れている芸人さんは皆が知っているのでつまらない。無名の芸人さんだと自分だけがその人のことをよく知っているという優越感に浸れます。でも応援している人が売れてしまうと、その熱が冷めてしまうんです。完成されてはダメなんです。応援していくなかで少しずつ成長する姿がいいんです」

自分の趣味についてそんなふうに説明してくれました。

「学校の読書感想文はなかなか書けないけど、お笑いのライブのレポートならいつでもすぐに書ける気がします。お笑い好きは勉強には全然役立たないですね」

そんなふうに付け加えて苦笑したのです。

その後、彼女は学校に通いながらコンビニのアルバイトを始めました。

思春期の子どもたちの話を聞いていると、登場する「ヒト」や「モノ」に自分自身を投影している印象を受けることがあります。琴音さんの場合はそれがまだ売れる前のお笑いの芸人です。未熟で粗削りである芸人が周囲から応援を受けて芸に磨きをかけ一人前の芸人へと成長していく姿に、自分自身を重ねているように聞こえるのです。

「自分も将来、あの芸人さんのように社会の中で認められる存在になれたら」

そんな希望や期待を込めて応援しているに違いありません。

見方を変えれば、将来の自分のモデルとして眺めていると見なすこともできるでしょう。自分にも周囲の人たちからの応援が必要であると琴音さんはよくわかっているのです。

周囲からはさまざまな雑音が聞こえてきます。

「そんなことにかかわっている時間があれば勉強しなさい」

「お笑い芸人の応援にエネルギーを費やしてなんの意味があるのか」

「将来役に立たないではないか」

ともすれば、そんなふうに否定的に見られがちかもしれません。でも、子どもたちの営みを大人の側の物差しで一方的に測ることは意味がないばかりか有害でしょう。彼らが自分の興味や関心のある物事にじっくりと取り組める環境をまず大人が整えたいものです。

## ひきこもり、スター・ウォーズを観に行く

蒼汰君は中学生のときに不登校という訴えで精神科にやってきました。

一歳のときに両親が離婚して母親と生活するようになりました。保育園では物静かな子で、いるのかいないのかわからないようだったということです。小学校に入ってからもあまり変わ

らず、それでも数人の友だちがいたということでした。小学四年生のときには友だちに誘われて野球チームに加わっています。

中学校に進んでからは吹奏楽部に入りました。また塾にも通うようになり、忙しい毎日を過ごしたそうです。二年生になってクラス替えがあり、担任も替わりました。二学期から休みがちになり、自宅では母親に「うるせー」「ムカつく」などと暴言を吐いて反発するということで精神科にやってきました。

精神科に通い出してからも不登校は続いていましたが、通院するようになって三ヵ月経ったころ、こんなことを教えてくれました。

「学校に行っているとき、美術の授業で使うスケッチブックにいつの間にか『死ね』『バカ』『学校に来るな』と書かれていて、とても嫌だった。教室ではいつも一人っきりで寂しかった。そんな学校が嫌で休むと、お母さんがどうしていけないのかとしつこく聞いてくる。それに腹が立って、お母さんにきつい言葉を向けてしまった」

登校できないまま中学校を卒業し、通信制高校に入学しました。誰も自分のことを知らない生徒ばかりなのでやり直せると考えていたようです。しかし、実際に入学してみると同級生の視線が気になり、悪口を言われている感じがぬぐえません。しだいに学校を休むようになり、外出も怖くなって自宅にひきこもる生活を送るようになりました。

ちょうどそのころ、『スター・ウォーズ』が公開されました。なんと彼は一人で映画館に観に行ってきたというのです。

「外出が怖いという気持ちよりも『スター・ウォーズ』が観たいという気持ちが勝りました。映画の中の登場人物になりきって強くなったような気になります。観ている最中だけは現実の嫌なことを忘れることができるんです」

その後、高校を中退し、今もひきこもりが続いています。

蒼汰君には周囲の人たちに見られている、噂されていると感じる過敏さがあり、外出ができずにひきこもり生活を送っていました。しかし、自分が大好きな映画についてはそうした苦手意識を押しのけて映画館に行くことができました。

『スター・ウォーズ』は人気作だけあって登場人物に感情移入しやすく、あたかも自分が劇中の人物になったような気分で楽しめます。親子の絆、友情、愛という誰しもが共感できるテーマが盛り込まれていることも特徴です。

『スター・ウォーズ』の登場人物に自分を重ね合わせ、直面している親子関係や友だちについての悩みをとらえ直し、前進していく勇気をもらっているようにも見えます。その感動を手がかりに少しずつでも前進していってもらいたいと思っています

## 趣味が義務になる

健人君は中学生のとき自傷を繰り返すということで精神科にやってきました。歩きはじめたのは平均的で一歳のころでしたが、話すようになったのは遅く、二歳半になってようやく意味のある言葉を発するようになりました。幼稚園時代は他の園児と一緒に遊ぶことが苦手で一人で遊ぶことが多かったということです。物の取り合いや順番でもめるといつも相手を殴ってしまったとか。そのため母親が幼稚園にたびたび呼ばれたということです。

小学校に入ってからも友だちとうまく遊べないのは変わらず、休み時間に校内を一人で歩き回っていました。運動が極端に苦手で体育の授業では同級生からよくバカにされました。高学年に上がってからは『ガンダム』のプラモデル（ガンプラ）に熱中するようになりました。

中学校に入学してから体育の授業のある日に必ず休むようになりました。担任からは見学でもいいから出席してほしいと言われましたが、なかなか登校に至りません。中学二年生のとき、体育の授業がある朝に自分の前腕をハサミで切るようになりました。それが理由で精神科にやってきたのです。

診察の結果、自閉スペクトラム症と診断されました。

健人君はリストカットについてこんなふうに話します。

「腕に怪我をすれば授業を休めると思いました。切っている最中は何が何だかわからず、痛みを感じることもありませんでした。先生は体育の授業を見学していいよと言ってくれましたが、授業のあとで同級生からサボリだとバカにされるのが嫌でした」

また、学校が嫌になった理由を尋ねると、こう打ち明けてくれました。

「小学校時代から体育は苦手でしたが、そのころはそれほど気にしていませんでした。でも、中学生になってからは『背が高く体が大きいのに運動ができない』『動作がのろい』などとバカにされるようになりました。それでまたバカにされるのではないかと心配になって登校できなくなりました。親から『高校に行かないと将来困るのでがんばって登校しなさい』と言われたこともつらかった」

その後も不登校は続き、中学校の卒業式にも出席できませんでした。でも、通信制高校に入学してからは休まず登校し、課題も遅れることなく提出していました。

高校生になって健人君はガンプラにますます熱中しました。しかし、夢中になるにしたがって困った問題も発生したのです。

「ガンプラを集め出すとすべてを集めたくなり、集めることが義務になってしまいました。たくさん集めなくてはといつも追われながらガンプラを作ることになり、楽しいはずなのにかえって苦しくなりました」

そのためガンプラとは少し距離を置くようになったそうです。

高校では仲の良い友だちができて、相手の家によく遊びに行くようにもなりました。英語をもっと勉強したいという気持ちが強くなり、塾に通いはじめました。

「中学校時代はすぐにでも死にたいと思っていました。でも今は八〇歳まで生きていたいと思います」

🔎ガンプラは一九七九年に放映されたテレビアニメ『機動戦士ガンダム』に始まるガンダムシリーズに登場するロボットや艦船を模したプラモデルのことです。組み立てに接着剤は不要で、塗装なしでもカラフルな仕上がりになります。その魅力はなんと言っても劇中に登場した機体を実際に所有できる点でしょう。ガンプラを通じて健人君はモノを作る楽しさを覚え、そして自分も架空の世界に浸れる経験を積んだのだと思います。

好きなことに熱中しているときには周囲の評価を気にせず、現実世界のつらさを忘れて、自分の世界に没頭できます。それは子どもたちが自分の存在を肯定的にとらえることのできる時間であると言えます。

ただし、自閉スペクトラム症の子どもたちのもつこだわりが全面に出てくると本来楽しいはずの時間が苦痛に変わることもあるようです。結果を追い求めすぎると、そのプロセスを楽しめなくなってしまうのです。

## マラソン大会に参加

陸君は高校生とき同級生に暴力を振るうということで精神科を紹介されました。

幼いころから落ち着きがなく、幼稚園では他の子とおもちゃをとりあって喧嘩ばかりしていたそうです。一方、手が汚れることを嫌がって砂場に入ろうとしなかったというエピソードもありました。

小中学校では落ち着いて授業を聞けないということでよく先生から叱られました。雰囲気が読めずに場にそぐわない発言をするため、クラスでも浮いた存在だったとか。同級生にからかわれると大袈裟に反応するということでいじめられていたようです。

高校でも同級生からからかわれ、バカにされました。からかってきた相手に「死ね」「殺せ」などと大声で叫び、教室から飛び出すこともあったとか。二年のとき悪口を言ってきた生徒に殴りかかるという事件を起こし、精神科に連れてこられました。

これまで述べたことからもうかがえるように、どうやら発達に偏りがあるようです。こういう場合には静かに勉強ができる環境を作れるかがカギになります。

学校側に提案して、誰もいない教室で自習しようということになりました。おかげでトラブルはなくなり、無事に卒業を迎えられました。それから現在まで就労支援事業所でパンを作る作業についています。

就労したころから親に勧められてマラソンに参加するようになりました。今では年に数回、複数のマラソン大会に参加し完走を重ねています。

「スタートした直後は息が苦しく途中で投げ出したくなります。でも、そのまま走り続けていると息がだんだん楽になります。走っている最中に見える山や川などの風景が好きです。いろんな風景が次々と目の前に現れてあきることがないんです。ゴールすると疲れているけどなんとも言えない気持ちになります」

そんなふうに走るときの気持ちを語ってくれました。

「マラソン大会に出るんだという目標があると事業所の仕事にもやる気が出ます。マラソン大会の日程に合わせて仕事をしたり、練習時間を決めたりすることで毎日が充実します。僕は一度決めた目標を必ず守って大会に参加しています。完走するともらえる賞状や証明書で自分が少し偉くなったような気になります。それでまたがんばろうと思えます」

陸君は自閉スペクトラム症と言えるでしょう。こうした人たちは計画を立てることや段取りを組むことが苦手です。自分の興味や関心のあることに真っ先に取りかかってしまい、苦手なものや嫌いなものは後回しにしてしまいがちです。

その一方で、自分で一度決めたことは必ず実行するという傾向もあります。その部分が優ると他の人たちが敵わないような几帳面さを発揮するのです。他人から言われるのではなく、自分で決めるということが重要なのでしょう。

マラソンはたしかに苦しいスポーツですが、風景を楽しみ、完走したときの達成感を目指して陸君はこれからも走り続けることでしょう。

## 9　恋愛は大変だ

思春期の子どもたちが外来で語る話題のひとつが恋愛です。これは子どもたちの病気や障害がなんであるかを問いません。思春期は性に強い興味や関心を抱く時期なので、性に対するさまざまな思いや葛藤が語られるのも当然でしょう。恋愛していると普段の生活の何もかもが楽しくなり、ちょっとしたことに一喜一憂するようになるものです。

もっとも精神科に持ち込まれてくるのは、たいていが失恋の問題です。思いもよらない失恋を経験して激しく動揺し、それがおさまらなくて精神科医に相談を求めてくるといったようなものが典型でしょうか。不登校、発達障害、摂食障害、統合失調症、うつ病、自傷などのためにすでに通院している子どもたちが、診察の中でそんな事情を明かしてくれます。

大人の患者さんの場合、恋愛は病状に悪影響を及ぼすとんでもないものとして、かつて悪者扱いされていたことがあります。今ではそのような扱いをする人もさすがにいないと思いますが。

一方、思春期の子どもたちの場合はどうでしょうか。

精神科に通院している子どもたちも、そうではない子どもたちと同じようにふつうに恋愛しながら出会いと別れを経験し、喜び、苦しみ、悲しみを味わいます。大人と違うのは恋愛を通して子どもたちが少しずつ成長を遂げていくことでしょう。恋愛は子どもたちにとっておおいに糧となるものなのです。トラブルのもとでもあるのですが、成長の鍵を握っているのを否定する人はいないのではないでしょうか。

恋愛によって変化する子どもたちを目の当たりにしていると、われわれ大人がなかなか成長しないものであるとつくづく思ってしまいます。

## 母が一番から彼が一番へ

彩花さんは自傷のため高校生のときに精神科にやってきました。

未熟児で生まれましたが、その後の発達の遅れはありません。三歳のときに両親が離婚し、母方の祖父母と同居するようになりました。離婚後、母親はパートタイムの仕事に就いています。二歳下に弟がいます。

保育園のころは母親のそばから離れず、登園させるのにも苦労したとか。小学校時代はおとなしい子で母親に心配をかけることがなく、弟の面倒をよくみていたそうです。

中学校では同級生から無視されたり、悪口をいわれたりといったいじめに遭いました。そのため学校を休むことがあったそうです。

高校に入ってからは演劇部に所属して、休むことなく登校を続けていました。ところが夏休み明けから手首をカッターで切るようになったため、保健室の先生に勧められて精神科を受診したのです。

彩花さんは、リストカットするようになった事情についてこんなふうに話してくれました。

「部活が忙しくて休日も練習のために登校していました。台詞を覚えることは苦手だけど、役になりきって舞台を終えた瞬間の充実感がたまりません。それでなんとか続けています。でも母には部活のつらさを話すことができません。いつも仕事で忙しく疲れて帰ってくるので、心配させたくないんです。それで、つらさが限界になると手首を切ってしまいます」

高校二年生になって母親が交通事故で突然亡くなりました。葬儀の席で泣き続け、一ヵ月経っても母親のことが頭から離れません。

「毎日、母のことばかり考えてしまいます。こんなとき母ならどういう言葉をかけてくれたのかなあと考えます。あのとき車で出かけるのを私が止めていたら死なずにすんだのかもしれない、などと自分を責めてしまいます。毎晩泣いてばかりです」

しかし、そのような日はそれほど長く続きませんでした。母親が亡くなってから三ヵ月後に同じ部活の先輩と付き合いはじめたのです。

「今までは母のことが一番で、いつも母のことばかり考えていました。でも今は付き合っている彼が一番なんです。彼がいるのでがんばって生きていきたいと思います」

そう笑顔で話してくれたのです。

ずいぶんと気持ちの切り替えが早いのに驚かされます。母親がいない寂しさを埋め合わせるために身近にいた先輩に頼っているだけにも見えました。そんな状態では長続きしそうにありません。

案の定、交際期間が長くなると、彼が部活で他の女子と楽しそうに話をしている姿を見るたびに彩花さんはひどく腹を立てるようになりました。自分のことが本当に好きなのかと何度も彼に詰め寄ります。ときには手首を切ることもありました。ただ、彼はいつも冷静で彩花さんの話を最後までじっくりと聞き、途中で見捨てるようなことはありませんでした。

結局、その後も何度か波風が立ったものの交際は続きました。彩花さんは、彼に対して自分の不満や怒りといったネガティブな気持ちを素直に表現できているということに気づいたのです。以前よりも教室で自信をもって過ごすことができるようになり、自傷もみられなくなりました。
彼の卒業を機にとうとう別れてしまいましたが、そのことにひどく動揺することもありませんでした。
高校三年になって彩花さんはこんなふうに言い出しました。
「演劇の専門学校に進学して、新しい彼氏をみつけたい。高校生活ではいろいろあったけど、私が元気になれば天国の母もきっと喜んでくれると思う」

恋愛関係に陥ると、それがさまざまなかたちで心身に影響を及ぼします。自分の生きている世界がそれまでと違って見えてくるほどです。そのような恋愛ができるようになるのは精神的な成長の現れでもあります。

小学校高学年以上になると、学校や塾など家庭外集団での対人関係へと、それまでの親子を中心とした暮らしから生活の比重が移っていくものです。集団から自分がどう見られているのかを強く意識するようになり、同性同年代の仲間との関係が大切になって、気持ちのつながりを重視した親密な関係を作るようになります。これが「恋愛」の原型にもなるのです。

彩花さんは中学校時代にいじめという不幸なできごとにも遭遇しましたが、高校では部活にも入り、同年代の仲間づくりの経験をやり直していたと言えるでしょう。そうしたなかで素敵な先輩とも出会い、恋愛関係へと発展しました。

一方で、心のうちには母親に対する思いがどこか積み残されたままになっていたのも感じます。母親を困らせたくないという気持ちが働き、十分に甘えられずにいるなかで母親が急死したわけです。本当に理解され、受け入れられているという体験が薄いままの彼女は、その大きな喪失感を埋め合わせるような形で異性と出会い、恋愛関係に発展したようにも見えます。

恋愛関係を通して母親との関係で得られなったものを体験し、精神的な成長の糧にしてほしいと願っています。

## イケメンはやさしい?

朱里さんが精神科にやってきたのは中学生のとき。もう一人の自分がいるという訴えでした。生まれたときの異常は特になかったのですが、二歳になっても意味のある言葉が出ないということで小児科にかかっています。そのときは経過をみましょうという判断で、三歳になってから普通に言葉が出るようになりました。

幼稚園時代は口数が少なくおとなしい子でした。小学校に上がると、おとなしさは変わりませんが同級生の女子と遊ぶようになったそうです。

中学校入学直後はクラスになかなか馴染めなかったものの、二学期になるとようやく友だちもできました。しかし、中学二年生に上がるときにクラス替えがあり、リーダー的な存在の女子からいじめられるようになりました。朱里さんに聞こえるように「ブス」などと数人で悪口を言ったり、無視して仲間はずれにしたりするようになったのです。そのため朱里さんは学校に行けなくなり、中学二年生の夏休み明けに精神科にやってきました。

登校できないまま中学三年生になり、そのころから自分の心の中に三人の人格がいることに気づいたと診察室で述べるようになりました。

「一人目はエリ。自分のやりたくないことを平気でやったり、言いたくないことを平気で言ったりする子です。二人目はマミ。私とエリの丁度中間にいる子です。三人目が私本人である朱里です。エリは私のことを面白味がないといつも批判してきます。マミはエリと私が喧嘩することがないようにいつも仲裁に入ってくれます」

そう話してくれました。

不登校が続き、中学三年の二学期から適応指導教室に通うことになりました。そこで知り合った同学年の男子とすぐに仲良くなり、付き合いはじめたのです。

「だってイケメンだったんだもん。イケメンの男子は心もやさしいんだよ。彼の前では素直な本当の自分でいられるの」

イケメンが心もやさしいなんて言葉は聞いたことがありません。しかし、彼女が自分らしくいられる相手がみつかったということが喜ばしいことは間違いありません。主治医としては考えや行動を頭ごなしに否定せずに応援するしかないでしょう。

しかし、付き合いはじめて三ヵ月後になって別れてしまったようです。

「彼と別れました。顔で選んで失敗しました。イケメンは性格がやさしいというのは嘘だった。やさしいのではなく、私に興味がないみたい。デートに誘うのはいつも私のほうから。本当に私のことが好きなのかわからなくなった。私から別れようと言ったときも彼はただ『いいよ』と言うだけで何も言ってくれなかった」

そう辛らつに語ります。

「彼の前で最初は自分らしくいられたのに、だんだんと彼に腹が立つようになった。そうすると私以外の人格のエリやマミも彼の前で現れるようになりました。そして彼に平気で当たるようになったんです」

その後も定期的に通院を続け、自分の中の複数の人格について自分なりに分析し、上手に折り合いをつけて対処するようになりました。

別れて数ヵ月が経ったころ、こんなふうに話してくれました。

「彼がいないことは寂しいけど、今は自分の中のエリやマミともっと仲良くしたい。だってどちらも自分の一部でしょう？　今度付き合う彼はエリやマミが怒らないような人にしたい。顔で選ぶことはもうこりごりです」

これまで自分以外の人格の意見を聞きながら彼を選ぶというやり方は聞いたことがありません。主治医として大丈夫だろうかと心配になったものの、そんな気持ちをよそに朱里さんは無事に通信制高校に入学します。そしてすぐに新しい彼を見つけて付き合うようになったのでした。

「今度の彼は顔はイケメンではないけど、性格がイケメンなの。大丈夫だから先生見てて。私は一人でいることがどうも苦手なのかもしれないね」

このころになると自分以外の人格の話題にほとんど触れなくなっていました。新しい彼との交際を続けながら保育士になるための勉強に励んでいます。

☞朱里さんは同級生の女子にいじめられて追い詰められたために、自分を守ろうとして別の人格が現れるようになったと考えられます。診断は解離性同一性障害（多重人格）ということになるでしょうか。ただし朱里さんの場合、複数の人格がお互いにその存在に気づいており、お互いがコミュニケーションできるということですから、典型的な解離性同一性障害にあてはまらないところがあります。精神病理がそれほど深刻という感じは受けませんでした。

彼女が好きになったのはイケメンの男子でした。「イケメンは心もやさしい」という言葉をどこで聞いたのかはわかりませんが、まったく疑わずに信じ込んでいました。

しかし実際には、やさしいというよりも何を考えて何を思っているのかをはっきりと口にしない、主体性の感じられない人だったのです。そんな彼に朱里さんはサッサと見切りをつけてしまいました。

第一印象や見た目はとても重要です。ただ当然ながら、長く付き合っていくとなると、どのような性格か、どんなものの見方や考え方をする人かが見た目以上に大切になってくることは言うまでもありません。このことに気づくきっかけのひとつが自分の中にいる他の人格の存在だったわけです。

たしかに解離性同一性障害は病的なものではありますが、珠里さんの場合、その人格も自分の一部ととらえて大切にし、他の人格にも気に入ってもらえる相手を見つけようとしています。恋愛経験の乏しい朱里さんが外見にとらわれて相手を選んだことは責められるものではありません。むしろ恋愛経験を通じて、自分の内面をこれまで以上に見つめ直すことができるようになったのです。どうか成長した自分にふさわしい相手を見つけてほしいと願っています。

## 友情も恋愛も一度に失って

陽太君は高校生のとき、不登校ということで精神科を訪れました。

五歳から保育園に預けられましたが、最初のうちは登園を嫌がって大泣きしていたそうです。小学校では活発に過ごしていて、バスケットボール部では六年生のときにキャプテンも務めました。中学校に入ってもバスケットボールを続け、一年生の後半から副キャプテンをまかされて地区大会での準優勝も経験しました。

そんなこともあって複数の私立高校から勧誘を受けたそうです。しかし、バスケットボールに疲れたということで地元の公立高校に進学。部活には入らず放課後はすぐに帰宅して、アルバイトに専念していました。

高校一年生の五月の連休明けから学校をときどき休むようになりました。ただし、アルバイトは休まず続けています。休みがちで出席日数が足りなくなりそうだということから、担任の先生の勧めで精神科を受診しました。

診察室で陽太君自身はこんなふうに話しています。

「学校の授業よりもアルバイトが面白い。同級生と話しているよりもアルバイト先の人たちと話しているほうが楽しい」

その後なんとか登校するようになりました。

あるときノートを忘れて隣の席にいた同級生の女子生徒からルーズリーフを借りたのです。それがきっかけで、その子と毎日のように話をするようになりました。いつしか彼女のことが気になって頭から離れなくなったのです。

「こんなにいつも話をするのだから彼女はきっと自分のことが好きに違いない」

そんなふうに思い込み、ある日彼女に告白することにしました。

「もし付き合っている人がいなかったら僕と付き合ってくれませんか」

しかし、彼女からきっぱりと断られてしまいます。

「好きだった同級生の女子に告白したがふられてしまいました。元々友だちとして仲良かったので、ふられることはないと思っていたんです。予想外の結果でした。席が隣なのでふられた後は気まずくてしかたありません。軽率なことをしたと思って反省しています。友情も恋愛も一度に失ってしまった感じです。彼女のほうはいつも通りで何も変わった様子はありません」

主治医も男性のせいか、彼の気持ちにひどく共感してしまいました。もし同じような立場であれば教室にはいられず、不登校になっていたかもしれません。このピンチを乗り切る名案も浮かばず、アドバイスなどできないままでしたが、陽太君は通院を続けてくれました。

不幸なことに、高校二年時のクラス替えで彼女とまたしても同じクラスになってしまいます。テニス部の彼女の練習姿を遠くからながめるしかありません。帰宅後も彼女のことが頭から離れず、夜も眠れなくなりました。処方された睡眠薬に頼ったこともあります。

成績が急に下がったことを心配した男性の若い担任が声をかけてくれました。恥ずかしいと思いながらも、陽太君は勇気を出して彼女にふられた経緯を打ち明けました。すると先生も高校時代に同じような体験をしたことを教えてくれたのです。担任に繰り返し話を聞いてもらっているうちに、このままではいけないという気持ちが湧いてきたそうです。

一念発起し、担任の先生が顧問をしている生徒会の役員を務め、積極的に活動するようになりました。高校も無事卒業。現在は教師を目指して教育大学で勉強に励んでいます。

☞同じクラスの同級生との恋愛には難しさがつきまとうものです。相手からよい返事をもらえたらよいのですが、必ずしもそうとは限りません。断られた後も毎日顔を合わせなくてはいけません。まるで何かの罰を受けているかのようです。告白前と同じようには振る舞えず、互いによそよそしい態度で接することになるかもしれません。

男子からすると決まりが悪いばかりでなく、彼女が他の女子に自分のことを話しているかもしれないと考えると教室に入ることさえ苦痛になるでしょう。学校という閉鎖された空間から解放されている大人のほうが、むしろ楽とすら思えます。
陽太くんが生徒の気持ちがわかる教師になることを願ってやみません。

## オンラインゲームで他の子と仲良くする彼

佳奈さんがやってきたのは高校二年生のとき。自傷を繰り返すということでした。

幼児のころに発達の遅れはなく、歩くのも言葉を発するのも早いほうでした。やや落ち着きのない子で母親から叱られることが多かったということです。四歳から保育園に通っていました。

小学校に入ってからも授業中に隣の席の同級生によく話しかけていたそうで、参観日には母親が恥ずかしい思いをしたということです。ただ、高学年になると落ち着いて授業が受けられるようになっています。

中学生になると親に反抗的な態度を取ることが多く、一時期、隣に住んでいた母方の祖母と一緒に生活していたことも。このころゲームにはまり、夜遅くまで没頭するようになりました。

高校に入学して間もなく同級生の男子と付き合いはじめました。彼もゲームが大好きで一緒にオンラインゲームを始めたということです。時間を決めてログインし、チャットやスカイプなどでコミュニケーションしながら協力してプレイを楽しんでいました。しかし、普段教室で会うときはほとんど会話らしいことはしなかったそうです。

高校二年生になって手首を自傷するようになったため、精神科にやってきました。手首を切るようになったきっかけについて、こんなふうに話します。

「ある日オンラインゲーム上で彼が女の子らしい他のプレイヤーと仲良く会話をする姿を見て、とても寂しくなりました。翌日学校で彼と会ってもそのことについて何も語りません。そんな彼を見ていたら腹が立ってしまい、自宅で手首を切るようになりました」

彼のことが信用できないというのであれば、別れることも考えていいかもしれません。率直に主治医の意見を伝えてみたところ、こんな返事です。

「教室の彼ははっきりものを言わないおとなしい人だけど、ゲームの最中の彼は活動的で他のメンバーを引っ張っていくリーダー的な存在なんです。先頭に立ってモンスターを倒すんですよ。本当の彼の姿をわかっているのは私だけだと思います。だからそばにいてあげたいんです。そう思うと、すぐには別れたくはないんです」

その後もオンラインゲーム上の彼の行動を見ては手首を切る日々が続きます。

高校三年生になり受験勉強が本格的に始まると、お互いにオンラインゲームから遠ざかるようになりました。すると二人の心理的な距離もあいてしまったようで、自傷することも減っていきました。

高校を卒業するとそれぞれ別の専門学校に進学。それを機に別れることになりました。

☞オンラインゲームでは通信で集まった各プレイヤーがチームを作り、モンスターと戦いながら与えられたクエストをクリアすべくプレイします。各プレイヤー同士はこのときチャットやスカイプなどでコミュニケーションすることができるわけです。

オンライン上での彼は積極的で他のプレイヤーとも頻繁にコミュニケーションしていました。仮想世界では匿名性が高く、見知らぬプレイヤーに対しても大胆な振る舞いが可能になります。現実には人と話すことが苦手でも、ネット上で積極的で目立つ存在になれるのです。佳奈さんは女性のプレイヤーに積極的に接するそんな彼が許せませんでした。

これからは、現実世界と仮想世界の二つの世界で相手がどう振る舞い、何を考えているのかを見極めながらお付き合いしていかなくてはいけない時代なのかもしれません。

## ダイエットする前にふられてやせた

菜摘さんは高校生のとき摂食障害の疑いで精神科にやってきました。

赤ちゃんのころはミルクをよく飲み、発育も良好でした。保育園では年下の子の面倒をよくみていたそうです。

小学校に入ってからも何ごとにもまじめに取り組むのは変わらず、学級委員を務めていたこともあります。中学校でも親に心配をかけることなく過ごし、成績も優秀でした。

しかし、高校に入学してから喉に指を入れて自分で吐くようになり（自己誘発性嘔吐と言います）、体重も減少。そのため精神科を受診しました。受診したときは身長一六二センチメートルに対して体重は五二キログラムでしたから、極端にやせているというわけではありません。

菜摘さんははじめのうちニコニコした表情でこんなふうに話していました。

「悩みごとは何もありません。親や友だちに本当に恵まれていると思います」

しかし、通院から四ヵ月が経つと様子が変わります。

「今まで親や友だちに迷惑かけないように嫌なことがあっても文句を言わずにがんばってきました。親が不機嫌になったり友だちが落ち込んだりしたら、自分のせいではないかとすぐに思ってしまうんです」

そんなふうに話しながら、涙を流すのです。

やっと胸の内を打ち明けられるようになったせいでしょうか、その後は嘔吐の回数がやや減り、体重も少しずつ増加してきました。

そうして高校二年になったときのことです。同じクラスの男子と付き合いはじめました。

「私はいつも自分に自信がありませんでした。そんな私に声をかけてくれた男子生徒がいたんです。私のことを『やさしくて、親切だね』と言ってくれました。そんな言葉は親にも言われたことありません。彼のことが一気に好きになりました」

幸せそうな菜摘さんでしたが、それも長くは続きません。三ヵ月が経ったころ、別れたことを打ち明けてくれたのです。

「学校の帰り道をいつも彼と二人で歩きました。休日には公園や動物園にデートに出かけました。私、もっときれいになろうとしてダイエットを考えていたんです。それなのに彼から急に『他に好きな人ができた』と言われて別れることになったんです」

泣きながら話を続けます。

「彼にふられて四キログラムもやせました。ダイエットする必要がなくなりました。それでよかったのかなあ」


☞自分に自信がもてないと思うのは、思春期の子どもたちに共通の傾向かもしれません。自分の容姿、成績、運動能力などについて、他人と比較して自分が劣っていると感じることが多いようです。そんな自分を肯定的に見てくれる異性が現れたら、うれしくなって好意を抱いてしまうのは当然かもしれません。

不幸なことに菜摘さんと彼との付き合いは長くは続きませんでした。その後、菜摘さんは食事が摂れなくなり、やせていくわけです。

思春期の女子には、何かストレスが加わるとたくさん食べたり、逆に何も食べなかったりと食行動で気持ちを安定させようとする傾向があるようです。

一度にたくさんの物を食べること（過食）がストレス発散になることはよく知られています。失恋の後に食べられなくなるというのもつらさのあまり食べる気力もわかなくなったわけですが、見方を変えれば一種の断食と呼べるかもしれません。苦しみを乗り越えるための修行と言ってもいいでしょう。

修行としての断食は、食を断つことによって欲望を制御し、精神の集中を高め、宗教的境地の高みに到達しようとして行われるものです。

修行とまでは言いませんが、菜摘さんも、失恋という危機に直面したときに、あきらめきれない自分の感情を抑制し、気持ちを整理するべく食事を制限したという点は似ているように感じます。

むろん、そうした状態が長期にわたって体重が著しく減少してしまうようなことがあれば、事態は病的なニュアンスを帯びてきます。そこは注意深く観察する必要があるでしょう。

## 恋愛で妄想が悪化

友香さんは過量服薬（一度に薬をたくさん飲んでしまうこと）を起こして精神科にやってきました。やってきたときは女子高生でした。

幼いころは内気で、幼稚園でも年少時にはなかなか他の園児と遊ぶことができませんでした。しかし年長になると徐々に一緒に遊ぶことができるようになったとか。小学校でもおとなしい子でしたが、休まず登校していいます。

中学校入学後から吹奏楽部に入部し、フルートを担当することになりました。中学三年生のとき、一〇月の演奏会が終わったころから朝になると頭痛や吐き気、めまいが出現するようになりました。小児科を受診したところ起立性調節障害といわれたそうです。

一一月になると教室に入ると同級生にジロジロと見られている感じや陰で悪口を言われている感じがするようになり、学校を休み出しました。そのため近くの精神科クリニックを受診しました。統合失調症が疑われ、薬が出されたそうです。

高校に入ってからも引き続き吹奏楽部に入部。高校一年生の夏休み明けから学校をときどき休むようになり、一〇月には自宅にあったかぜ薬をひと瓶まとめて飲み、救急車で総合病院の救急外来に運ばれました。幸い意識はしっかりしており、生命に別条はありません。経過を見るべくこちらの精神科に紹介され、そのまま入院となりました。

「高校入学後から同じ部活の先輩と付き合いはじめました。わからないことをなんでも教えてくれるやさしい先輩です。先輩と帰る方向が同じなので部活の帰りはいつも二人でいろんな話をしながら帰りました」

入院翌日になって、これまでの経過をこんなふうに振り返ってくれました。

「夏休み明けから部員全員が自分と彼の噂をしているのではないかと急に思うようになりました。それで登校することが怖くなり、カーテンを閉め切った自分の部屋の中にこもるようになりました。でも、噂されているんだという考えが頭から離れません。すべて忘れたいと思い、自宅にあったかぜ薬を一瓶飲んでしまったんです」

数日後に退院し、その後は通院を続けていたのですが、同じ年の一二月に再び救急車で搬送されてしまいます。精神科で処方された睡眠薬をまとめて飲んでしまったのでした。そのまま入院となりました。

二日後ようやく意識を取り戻します。

「授業だけ受けようと思って登校しました。でも教室の同級生も私と彼との関係をすべて知っているのではないかと感じて怖くなり、教室にいられなくなりました。それですぐに早退し、自宅で処方された睡眠薬をすべて飲んでしまいました」

一四日間病院で過ごしたあと退院となりましたが、その後も、「死ね」「生きている価値はない」「薬を飲め」という声がどこからともなく聞こえるようになったようです。翌年の一月にはその声に従って薬をまとめて飲んで、また入院になったのです。

現在、友香さんはこれまで在籍していた全日制高校を中退し、通信制高校に転学しました。時折まわりの人たちに自分の噂をたてられているという被害妄想や命令的な内容の幻聴が悪化することがありますが、入院せずに生活を送っています。

友香さんは不登校の後から被害妄想と幻聴が徐々に明らかになった初期の統合失調症と考えられます。この章でこれまで紹介した人たちとは違い、恋愛によってもともとの精神症状が悪化した事例です。思春期の子どもたちにとって、恋愛が必ずしもよいものとは限らないことがわかるでしょう。

恋愛に必要な心のエネルギーは相当な量になります。言葉に表れない相手の気持ちを、表情や声のトーン、態度、ちょっとしたしぐさなどからあれこれと想像するわけですから、いつも自分のセンサーの感度を最大限まで上げなければいけません。

もともと心に弱さを抱えていた友香さんは、彼の気持ちをキャッチしようとして、他の部員や同級生が自分と彼との関係を知っており、陰で噂しているという妄想的な考えをキャッチし、発展させてしまいました。

恋愛は毎日の生活を楽しく、幸せなものに変化させます。しかし、精神疾患を抱えた子どもたちにとっては症状の悪化につながる可能性もあるわけです。だからと言って、子どもたちに恋愛するなと一律に禁止するのも酷なことです。恋愛に陥り、好きな相手の言動に一喜一憂する子どもたちの気持ちを丁寧に聞きながら、子どもたちがアクセルを全開にして暴走しないよう、見守っていきたいと思います。

# 10　子どもたちの言葉のひらめき

思春期の子どもたちは、精神科にやってくるとき不安と緊張でいっぱいです。大人にとっても精神科というのは何をするか得体の知れないところでしょう。いわんや子どもたちにとってはなおさらです。

実は彼らのそうした不安や緊張は病院に来るずっと以前から始まっています。それまでまわりの大人から精神科を受診するよう繰り返ししつこく言われ、親に怒られながら引っ張って無理やり連れてこられたという者も少なくないのです。無理やりとは見えなくても、実際にはありったけの勇気を振り絞ってきたという子どもたちも多いことでしょう。

本人だって自分の精神状態が普段と違うことはよくわかっているのです。ただ、自分が何かの病気であるということを認めるのは、すごく勇気がいることです。

いったい何をされるのだろうかと不安や緊張に身を硬くして診察室の椅子に座ります。これまでに周囲からさんざん言われたように叱られるのか、注意されるのか、何か説教を押しつけられるか……。

精神科医としては、そうした背後の事情に想像力をもつ必要があります。少しでもそれが頭にあれば、まずは子ども自身の話に全力で耳を傾ける、そのことに注力すべきだとわかります。

「この人なら少しは話をわかってくれそうだ」

子どもたちがささやかでもそんな期待を抱いてくれれば、自然と次の受診につながることでしょう。

思春期の子どもたちと大人とでは、精神科医に対する態度に大きな違いがあります。大人であれば白衣を着た精神科医を一応は信頼してくれて、自分の悩みごとや症状をまずは話してくれるものです。

一方、子どもたちは、白衣の人物がどんな人間で信頼に値するのか、そのことを十分に吟味しないとなかなか口を開いてくれません。そうなるにはある程度の通院期間が求められるわけです。

付き添ってくる親御さんのなかにはこんなふうにせかす方もいます。

「お医者さんの前で、普段言えないことをすべて話しなさい。なんならお母さんは診察室の外に出ていようか」

でも、子どもたちが自分の内面について話すというのは、そんなに簡単なことではありません。

ただし、いったん子どもたちとの間に信頼関係が生まれ、診察室が安心な場所であることがわかってもらえれば、思いつくままにさまざまなことを話してくれるようになります。主治医に対する不満さえ、率直に語ってくれるようになるのです。そういう話を聞くことができれば、子どもたちの本音に一歩近づき、治療へ向けての道筋もついたと言えるでしょう。

## 医者なのに発達障害を治せないの？

千尋さんは高等支援学校にいるとき教室でパニックを起こすということで精神科にやってきました。

難産で、生まれたときは呼吸が弱く、新生児集中治療室に二週間ほど入院しています。歩きはじめたのも言葉が出はじめたのも二歳のときでした。乳幼児健診で保健師から発達の遅れを指摘され、小児科の発達外来に通院しています。

保育園では他の園児よりも動作が緩慢で、いつも千尋さん一人だけ取り残されていました。集団から離れて一人で絵本を読んだり、折り紙を折るのに熱中したりしていたそうです。

小中学校では特別支援学級に在籍しています。中学校のときに受けた知能検査では知能指数が五五でした（通常は八〇～一二〇）。

中学校卒業後、高等支援学校に入学し、寮生活を始めました。初めて自宅を離れたせいか、洗面や着替え、洗濯などが自分一人では十分にできず、戸惑ったそうです。

中学校の特別支援学級では一人の先生がつきっきりで教えてくれましたが、高等支援学校では、他の生徒が大声を出したり、走り回ったりする騒々しいなかで勉強することになりました。千尋さんには聴覚過敏があり、我慢の限界に達しては教室で大声をあげてしまいます。ときに過呼吸になることもあったとか。そんなことが続き、ついには教室に入ることができなくなりました。そのため一年生の後半になって精神科にやってきたのです。

診察の結果、自閉スペクトラム症と知的な遅れがあるとの診断がくだりました。

「教室がうるさくてしかたありません。中学校の特別支援学級に戻りたい。家に帰りたい」

千尋さんは診察室で泣きながら訴えます。

主治医と学校の先生が話し合いをもち、千尋さんの特性を理解して静かな空き教室を用意し、パニックになりそうなときにはその教室を利用できるよう配慮してくれることになりました。

初めのうちこそパニックになる前兆を自分でつかむことができず苦労したものの、腹痛がしてきたらパニックになるとわかるようになって、別室を上手に利用できるようになったのです。

通院して半年が経ったころ千尋さんがこんなふうに聞いてきました。

「先生は私が音に過敏なことがわかっているし、発達障害についても詳しい。なのに、どうして発達障害を治せないんですか。先生は子どもの専門の先生でしょう?」

難しい質問です。そのとき主治医の私は残念ながらこの問いにうまく答えることができませんでした。

その後、千尋さんは高等支援学校を無事に卒業し、現在は就労支援事業所に毎日通所しています。

☞いったい「発達障害が治る」とはどういうことなのか。千尋さんから投げかけられた問いについて、ここで改めて考えてみましょう。

ちなみに前にも書きましたが、発達障害ではない人たちのことを「定型発達」と呼ぶことがあります。ここでもそう呼ぶことにしましょう。

さて、発達障害の人は発達しないというわけではありません。定型発達の子どもたちに比べてゆっくりしているものの、成長していくのです。年齢を重ねてコミュニケーションが少しずつ上手になり、学校教育を受けて社会生活に役立つ知識を学びます。社会性をある程度身につけることで、行動パターンも変化します。その結果、発達障害の人たちも成人に達するころには、定型発達の人たちとの違いが一見わからないくらい、その特性が薄まっていくことも多いのです。

そう考えると、「発達障害が治る」ことはなくとも「発達障害者も発達する」ということが理解していただけるのではないでしょうか。

千尋さんのいうように、厳格に考えれば、医者には発達障害の診断はできても、治療はできません。しかしながら、発達障害の子どもたちが発達するのを手助けすることはできるのです。発達障害がきっかけで生じる生きづらさを抱えて、診察室を訪れた人たちの話を聞き、少しでも楽になってもらうのが医者の仕事なのです。

今ならそんなふうに千尋さんの質問に答えられるでしょうか。

## 診察室に入ると頭の中が真っ白に

奈々さんは高校生のとき不登校ということで精神科にやってきました。

未熟児で生まれたため新生児集中治療室に一ヵ月間入院しています。ただ、その後の歩きはじめや言葉には特に遅れがなかったそうです。

保育園ではおとなしかったものの、言われたことはよく守る子で、運動会で選手宣誓をしたこともあります。

小学校に上がってもおとなしいのは変わらず、自分から同級生に話しかけるようなことはなく、誘われたら遊ぶという感じでした。

小学五年生のときに母親を交通事故で亡くします。それ以後一つ年上のお姉さんとともに父方の祖母と同居するようになりました。

中学校時代も控えめな様子は変わらず、放課後すぐに帰宅してマンガを読んでいたそうです。テニス部員でなにごとにも積極的な姉とは正反対でしたが仲はとても良く、夜遅くまでおしゃべりを楽しみ、買い物もいつも一緒に出かけていました。

ところが高校生になって別々の学校に通いはじめると、部活動に熱心で帰宅の遅い姉とは時間が合わず、二人で話すことも極端に少なくなりました。

そうしているうちに、高校一年生の夏休み明けから朝になると頭痛や腹痛を訴え、登校できなくなってしまいました。その期間が長引いてきたため保健室の先生の勧めで精神科にやってきたのでした。

「高校入学後、友だちができません。すでに仲良し同士でグループを作っていて自分が入る余地がないのです。姉と離れ離れになったのも寂しい。姉は部活が忙しくて私と付き合ってくれる時間がありません」

奈々さんはもともと言葉で自分の気持ちや考えを表現することが苦手なようで、診察中も時間をかけてゆっくりと話します。

また別の日の診察室ではこんな感じです。

「診察室に入るといつも頭の中が真っ白になり、何も言えなくなります。普段は病院で言いたいことをアレコレ考えているのに。それで自分の言いたいことをメモすることにしました」

そう言って、メモを主治医に差し出してきました。そこには、学校であった腹の立つできごとや学校の先生のおかしな口癖などが小さな字でびっしりと書かれていました。診察のたびに内容について主治医が感想を述べたり質問をしたりしながら、奈々さんとやりとりすることになりました。

その後奈々さんは高校二年生になんとか進級することができ、新学期からは休まず登校を続けています。数人ですが話の合う仲間もできたようです。

そのころから奈々さんはメモをあまり使用せずに話をするようになりました。

「メモをしてきた理由は、私が診察でうまく話せないだけではなくて、もうひとつあります。先生の診察時間が短いので短い時間内に自分の言いたいことをすべて伝えるためにメモを持ってきていたんです」

これにはすぐに主治医のほうから時間が短くて申し訳ないと謝りました。

☞母親が亡くなった後、奈々さんは父方の祖母と同居しましたが、その祖母の口調がいつも厳しく、祖母には学校でつらいことがあっても十分話すことができませんでした。しかし、姉にはなんでも話し、相談もできていたようです。二人が高校生になってから姉とすれ違うことが多くなり、話を聞いてくれる相手がいなくなってしまったというわけです。

通院中はメモを使いながら主治医とやりとりを繰り返しました。母親でも姉でもない大人と会話することは奈々さんにとってはじめのうちはかなり苦痛なものだったのではないでしょうか。しかし、メモを介することで、言いたいことを相手に伝えられるようになって緊張感もやわらいだのでしょう。おかげでしだいにメモがなくても話ができるように変わっていったのです。

思春期の子どもたちは大人から根掘り葉掘りあれこれ聞かれることをとても嫌がります。まして土足でズカズカと自分の心の中に踏み込んでくるようなことがあれば警戒するばかりでしょう。そんなとき、間にメモをおいてやりとりする方法は抵抗感をやわらげる働きがあります。もっとも、この方法は主治医からではなく子どものほうで考えついたものですが。

最近ではさらに進化して、紙ではなく、スマホにメッセージを記録してきます。ちょっと困るのは、スマホでは文字が小さすぎて老眼の主治医にはすぐに読めないことです。結局、本人にメモを読みあげてもらうことになっています。

うまく話せない子どもたちでも文章ならば豊かに表現することができるのは驚きです。自分の気持ちをうまく言葉にして話すことのできない思春期の子どもたちをみると、つい、大人ほど言語能力が発達していないと考えてしまいがちですが、案外そうではないかもしれません。子どもたちにとって得意な表現方法がないか、一緒になって探すことが大切でしょう。

## 通院にはマスクが必要

晴香さんは高校生。記憶をなくしたという訴えで精神科にやってきました。幼稚園時代から手のかからない子だったといいます。

小学校入学後も友だちとよく遊び、高学年になると友だちの相談にのることも多かったとか。ところが中学一年生の秋に教室で突然意識を失ってしゃがみこみました。気づくと保健室のベッドで寝かされていたそうです。その後も教室で意識を失って床に横になることが何度かありました。総合病院の小児科で脳のCTや脳波検査を受けましたが異常はみつかりません。

高校に入学してからしばらく意識を失うような発作はありませんでした。学業成績は上位で、生徒会の役員も務めています。ところが一年生の一一月になって、また教室で発作を起こし意識を失うようになりました。その一ヵ月後、意識が回復してみると高校入学後の記憶をすべてなくしていたのです。そこで精神科にやってきました。

検査をしましたが、やはり脳に異常はみつかりません。とりあえず記憶が回復するまで、しばらくのあいだ学校を休むことにしました。一ヵ月間入院した後、通院に切り替えたころから少しずつ友だちの名前が思い出せるようになりました。

「学校を休んでるけど、友だちが家までお見舞いに来てくれました。顔を見てその人の名前を思い出すことはできるのに、その子とどんなことをしてきたのかが思い出せません。話を合わせるのが大変です」

晴香さんはそう述べます。

通院を始めてから一ヵ月後に登校を再開しました。このころから晴香さんは化粧をして受診するようになりました。

「私は裏と表が違いすぎると思います。表では決して涙を見せず、まかされたことをきっちりしようとがんばります。でもその裏には弱気な自分がいて、もうこれ以上できないと悩んだり、泣いたりしています。クラスで一番の親友の女子から『同じクラスの男子生徒のことが好きなんでしょう?』『付き合ってるんでしょう?』としつこく聞かれるようになりました。それで、その子と一緒にいた仲良しグループから少し距離を置くようにしたのです。そうしたらそのグループの女子から悪口を言われるようになったんです。それがつらくてしかたありませんでした。一六年間生きてきて一番つらいできごとでした」

そう言って診察室で大泣きしました。

晴香さんは診察にはいつも必ずマスクを着用してきます。

「診察のときにマスクしてきてよかった。診察で必ず泣くので化粧がくずれてしまう。それを隠すことができます。診察のあるときにはアイラインを入れないようにしているんです。黒色の涙は気持ち悪いでしょう？　それでも今の私には化粧が必要なんです。自分を守ってくれる鎧のようなものです」

近ごろ化粧する女子の低年齢化がいわれるようになり、精神科を受診する思春期の女子にも化粧している子が少なくありません。校則で禁止されているはずなのに先生に気づかれない程度の薄化粧をしている子や放課後になってから化粧をする子もいます。

　思春期という年代は他人から自分がどう見られているのかに敏感な時期であり、他人と自分との容貌や能力を比較して劣等感に悩まされやすいものです。このような自信のなさを解決する手っ取り早い方法が女子の場合、化粧なのかもしれません。化粧によって容貌を変えることで自分に自信を持ち、わずらわしい人間関係の中で自分の居場所を見つけられるようになるのでしょう。もっとも診察室で涙を流すと化粧がくずれて大変なことになるわけですが。

最近の子どもたちが化粧をする理由は思春期特有の心性だけではなく、社会状況も関係していると思います。一〇代のアイドルやモデルが化粧してメディアに登場するのはもちろんのこと、小学生を対象にした化粧品が玩具売り場で販売され、手軽に入手しやすくなっています。こうした状況を作っているのは大人や企業であり、大人社会の複雑な思惑が子どもたちに強い影響を与えていることを忘れてはならないと思います。

## 医者の言葉にこだわらない

雄大君は中学生。不登校のために精神科にやってきました。

生まれたとき、くびにへその緒が巻き付いて仮死状態だったそうです。歩きはじめたのも言葉が出はじめたのも一歳半のとき。乳幼児健診では小柄で真似る動作が上手にできないこと、さ行の発音が上手にできないことが指摘されています。

三歳から保育園に通いはじめましたが落ち着きがなく、お遊戯会や運動会では常に保育士がそばについているような状態でした。雷の音やトラックが通り過ぎる音をとても怖がったそうです。偏食も著しく、野菜や果物を食べることを嫌がりました。

小学校では授業中に立って歩き同級生にちょっかいを出すため、頻繁に叱られたそうです。ただ、高学年になってからはそうしたふるまいはみられなくなりました。

中学校入学後はちょっとしたことでバカにされたと騒ぐため、同級生から反応がおおげさだとますますからかわれます。中学一年生の夏休み明けから学校を休むようになりました。自宅でゲームに没頭し、昼夜逆転の生活を送っています。

母親が「もう少し後でね」「適当にやっておいて」「どれでもいいよ」などと曖昧な言葉かけをすると怒り出すようにもなりました。

「どうして曖昧なことを言うのか。正確に言え」

そう言って詰め寄り、ときには興奮して台所にある包丁を持ち出すようなこともあります。

診察の結果、自閉スペクトラム症と注意欠如多動症の合併と診断されました。

雄大君は最初のうちふてくされた様子で投げやりな答え方をしていました。しかし、予約日には両親と一緒に必ず病院に現れます。

「調子はどうですか?」と主治医から毎回のように聞くのですが、多少戸惑った表情を見せるだけで何か答えることはありません。答えるのはいつも母親です。ただ、ゲームの話題になると得意げに説明してくれます。

通院を始めてから三ヵ月経ったころ、こんなことを言い出しました。

「先生はいつも『調子はどうですか？』と聞いてくる。先生の質問は意味がわからない。なんの調子のことなのかが不明です。体の具合なのか、今の気持ちのことなのか、それとも家や学校での生活のことなのか。でも僕は先生の質問にこだわらないようにしています。だって、こだわると先生に入院させられるでしょう？」

その後、高等支援学校に入学、現在は就労支援事業所に定期的に通所しています。

🖋発達障害の子どもたちは場の雰囲気が読めず、文脈の中で言葉を理解することが苦手で、見通しを立てることも得意ではありません。しかし、診察室での雄大君はそのような特性をはっきりと見せることはありませんでした。診察場面で自分のこだわりを優先させると入院させられてしまうと理解し、それを避けようとしてこだわりを抑えることができたのです。

発達障害の子どもたちは、新しい場面で不安や緊張感が強いとき、こだわりも強くなりやすいようです。そのような状況では思考の範囲が狭まり、周囲からキャッチできる情報も限られて、誤った見通しを立てがちです。こだわりには不安と直に向き合うのを避けて、いつもどおりという安心感を得る効果があるのでしょう。

雄大君の場合、主治医と会って自分の好きな話題についてやりとりを繰り返したことで診察場面が安心できると納得できたのではないでしょうか。こだわりによって自分を守る必要がなくなり、主治医のあいまいな質問にも惑わされず、診察の流れに身をまかすことができたのだと思います。

# 引用・参考文献

赤瀬川原平『健康半分』デコ、二〇一一年
青木省三『精神科臨床ノート』日本評論社、二〇〇七年
青木省三『思春期の心の臨床―面接の基本とすすめ方（新訂増補）』金剛出版、二〇一一年
青木省三『僕のこころを病名で呼ばないで』日本評論社、二〇一六年
Cacioppo JT, Patrick W: Loneliness: *Human nature and the need for social connection*. W.W. Norton & company, 2008.（柴田裕之訳『孤独の科学―人はなぜ寂しくなるのか』河出書房新社、二〇一〇年）
Edmonds G, Beardon L(ed.): *Asperger syndrome & social relationships*. Jessica Kingsley publishers, 2008.（鈴木正子、室崎育美訳『アスペルガー流人間関係―14人それぞれの経験と工夫』東京書籍、二〇一一年）
遠藤美季、墨岡孝『ネット依存から子どもを救え』光文社、二〇一四年
林もも子『思春期とアタッチメント』みすず書房、二〇一〇年
Herman JL: *Trauma and recovery*. HarperCollins Publisher, 1992.（中井久夫訳『心的外傷と回復〈増補版〉』みすず書房、一九九九年）
樋口進『ネット依存症』PHP新書、二〇一三年
保坂隆『しがらみを捨てると楽になる―続・人生の整理術』朝日新聞出版、二〇一四年
石田かおり『化粧と人間―規格化された身体からの脱出』法政大学出版局、二〇〇九年
笠原嘉『青年期―精神病理学から』中公新書、一九七七年

河原一久『スター・ウォーズ論』NHK出版新書、二〇一五年
金吉晴編集『心的トラウマの理解とケア　第二版』じほう、二〇〇六年
熊谷高幸『自閉症と感覚過敏―特有な世界はなぜ生まれ、どう支援すべきか?』新曜社、二〇一七年
松本俊彦『自傷行為の理解と援助―「故意に自分の健康を害する」若者たち』日本評論社、二〇〇九年
南田勝也『ロックミュージックの社会学』青弓社、二〇〇一年
森毅『元気がなくてもええやんか』青土社、二〇〇三年
諸富祥彦『スマホ依存の親が子どもを壊す』宝島社、二〇一六年
村瀬嘉代子、青木省三『心理療法の基本―日常臨床のための提言』金剛出版、二〇〇〇年
長沼睦雄『気にしすぎ人間へ―クヨクヨすることが成長のもとになる』青春出版社、二〇一五年
中井久夫『徴候・記憶・外傷』みすず書房、二〇〇四年
中井久夫『隣の病い』ちくま学芸文庫、二〇一〇年
中井久夫、山口直彦『看護のための精神医学　第二版』医学書院、二〇〇四年
ニキリンコ『スルーできない脳―自閉は情報の便秘です』生活書院、二〇〇八年
ニキリンコ、藤家寛子『自閉っ子、こういう風にできてます!』花風社、二〇〇四年
岡田尊司『きょうだいコンプレックス』幻冬舎新書、二〇一五年
酒木保「「わたし」がみえなくなる」今川民雄編著『「わたし」をみる・「わたし」をつくる―自己理解の心理学』一二九―一五〇頁、川島書店、一九九七年
千住淳『自閉症スペクトラムとは何か―ひとの「関わり」の謎に挑む』ちくま新書、二〇一四年
杉田隆史『正しく悩む技術―「なんとなく……つらい」あなたを救うヒント』実務教育出版、二〇一一年
杉山登志郎『子と親の臨床―そだちの臨床2』日本評論社、二〇一六年

高野美恵子『アトピーと制服―親と教師の制服依存症』那珂書房、二〇〇〇年
武井明『ビミョーな子どもたち―精神科思春期外来』日本評論社、二〇一二年
武井明、太田充子、酒木保「描画法を試みた離人症の一女性例―「きっかけ法」による治療経過」『日本芸術療法学会誌』二七巻、四四―五三頁、一九九六年
竹内一郎『人は見た目が9割』新潮新書、二〇〇五年
滝川一広「〈食事〉からとらえた摂食障害―食卓状況を中心に」下坂幸三編『食の病理と治療』五〇―七三頁、金剛出版、一九八三年
十一元三「広汎性発達障害と不安障害」松本英夫、傳田健三責任編集『子どもの不安障害と抑うつ』九八―一〇七頁、中山書店、二〇一〇年
友田不二男『カウンセリングの技術―来談者中心法による』誠信書房、一九五六年
臺弘編『分裂病の生活臨床』創造出版、一九七八年
Vandereycken W, van Deth R: *From fasting saints to anorexic girls: The history of self-starvation*. Bloomsbury publishing, 1994.（野上芳美訳『拒食の文化史』青土社、一九九七年）
渡辺淳一『鈍感力』集英社文庫、二〇一〇年
山下格『精神医学ハンドブック―医学・保健・福祉の基礎知識　第7版』日本評論社、二〇一〇年

# あとがき

振り返ってみると、この本で紹介した子どもたちにはある共通点があったように思います。それは大人からどう見られているのかを気にして、顔色を絶えずうかがっていたということです。自分の気持ちよりもまわりの大人たちの気持ちを優先し、その期待に答えようとしてきたのでしょう。裏返せば、子どもらしくありのままの自分を生きることがかなわなかったということです。

思春期は大人と対等に渡り合えるようにもなる時期です。ただし、そのためにはありのままの自分として振る舞える経験が必要になります。

思春期外来に意味があるとすれば、そうした体験の乏しい彼らにありのまま振る舞える場所と時間を提供できるということでしょう。診察室で話した内容はたとえ親であっても秘密にすると約束しています。精神的に守られている場所で時間をかけて試行錯誤することが許される、それだけで得がたい体験になるのではないでしょうか。

誰であれ悩みのない人生を送ることは不可能です。困難に立ち向かうには、課題に出会ったときにそれ乗り越えるだけの力をつける以外の対処方法はありません。医者にできるのは、支えながら、その力が成長するのをただ待つことと言っては言い過ぎでしょうか。

幸い、思春期外来には「時間」という強い味方がついています。子どもたちは成長を信じてもらえる場があれば、必ずと言っていいほど直面している問題を乗り越えるものです。

子どもたちの成長を待つと言えば簡単そうに聞こえますが、実際のところは大変な作業です。本当にこのままでいいのだろうか、何かアドバイスしたほうがいいのではないか、何か手をかさなくてもいいのだろうかと見ていて不安になることばかりです。医者自身もまわりの同僚や仲間に支えてもらわねばなりません。子どもたちを支える人が誰かに支えられるという構図が幾重にも重なっていること。それが、思春期臨床になくてはならないものだと思います。

本書を終えるにあたって、思春期外来で出会った多くの子どもたちとその親御さんに心から感謝いたします。彼らとの出会いがなければ本書を記すことはできませんでした。

また、精神科臨床の実践について、普段から一緒に働きながらさまざまなご助言をいただいた市立旭川病院精神科の原岡陽一先生、佐藤譲先生、ならびに六条医院の太田充子先生に心より感謝いたします。

最後に、本書の編集者である日本評論社の小川敏明氏からは、新鮮で魅力的なアイディアを数多くいただきました。あらためて心からお礼を申し上げます。

**武井 明**（たけい・あきら）

市立旭川病院精神科診療部長

1960年北海道倶知安町生まれ。旭川医科大学大学院修了。同大学保健管理センター講師を経て、現職。医学博士。2009年、日本箱庭療法学会河合隼雄賞受賞。専門は臨床精神医学全般であるが、とくに思春期の子どもたちの診療に力を注いでいる。著書に『ビミョーな子どもたち』（日本評論社）、『子ども虐待と関連する精神障害』（共著、中山書店）、『児童青年精神医学セミナーⅠ』（共著、金剛出版）、『子どもの心の処方箋ガイド』（共著、中山書店）。

# 子《こ》どもたちのビミョーな本《ほん》音《ね》

2019年12月10日　第1版第1刷発行

著　者　武井 明
発行所　株式会社 日本評論社
　　　　〒170-8474 東京都豊島区南大塚3-12-4
　　　　電話 03-3987-8621［販売］
　　　　　　　　　　-8601［編集］
　　　　振替 00100-3-16
印刷所　港北出版印刷株式会社
製本所　井上製本所
装　幀　大村麻紀子



ISBN978-4-535-56383-4